U0203326

银屑病
诊断与治疗

总主编　王韬 教授
中国科普作家协会　医学科普创作专委会主任委员

主编 —— 李　斌　史玉玲　丁杨峰

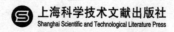

上海科学技术文献出版社
Shanghai Scientific and Technological Literature Press

图书在版编目（CIP）数据

银屑病诊断与治疗 / 李斌，史玉玲，丁杨峰主编 . 一上海：上海科学技术文献出版社，2023

（健康中国·家有名医丛书）

ISBN 978-7-5439-8536-0

Ⅰ . ①银… Ⅱ . ①李…②史…③丁… Ⅲ . ①银屑病—诊疗—普及读物 Ⅳ . ① R758.63-49

中国版本图书馆 CIP 数据核字 (2022) 第 044341 号

选题策划：张　树
责任编辑：苏密娅
封面设计：留白文化

银屑病诊断与治疗
YINXIEBING ZHENDUAN YU ZHILIAO
主编　李　斌　史玉玲　丁杨峰
出版发行：上海科学技术文献出版社
地　　址：上海市长乐路 746 号
邮政编码：200040
经　　销：全国新华书店
印　　刷：商务印书馆上海印刷有限公司
开　　本：650mm×900mm　1/16
印　　张：13
字　　数：132 000
版　　次：2023 年 1 月第 1 版　2023 年 1 月第 1 次印刷
书　　号：ISBN 978-7-5439-8536-0
定　　价：38.00 元
http://www.sstlp.com

"健康中国·家有名医"丛书总主编简介

王 韬

上海市同济医院急诊医学部主任兼创伤中心主任，上海领军人才，全国创新争先奖状、国家科技进步奖二等奖获得者，国家健康科普专家库首批成员，中国科协辟谣平台专家，国家电影局科幻电影科学顾问，中国科普期刊分级目录专家委员会成员，中国科普作家协会医学科普创作专委会主任委员，中华医学会《健康世界》杂志执行副总编。

银屑病诊断与治疗
作者简介

李　斌

主任医师，二级教授，医学博士，博士生导师，享受国务院政府特殊津贴。上海市皮肤病医院院长，上海市中医药研究院皮肤病研究所所长。国家重点研发计划中医药现代化研究项目"银屑病'新血证论'理论体系构建与实践"首席科学家，上海中医药大学学术荣誉体系讲席教授。荣获"上海市领军人才""上海市优秀学术带头人""第五届上海市名中医"等称号。主持国家重点研发计划1项、国家自然科学基金面上项目6项、省部级课题10余项。主攻皮肤病中医临床与基础研究，取得系列创新成果。发表论文300余篇，其中SCI收录69篇，授权国家发明专利16项，参编著作29部。

史玉玲

主任医师，教授，博士生导师，上海市皮肤病医院副院长，同济大学医学院银屑病研究所所长，同济大学银屑病临床研究中心负责人，同济大学高等研究院科研创新团队负责人。荣获上海市"优秀学术带头人"、上海市卫生系统"优秀学科带头人"等称号。专注炎症性皮肤疾病的基础和临床研究，主持5项国家自然科学基金项目，获得上海市促进市级医院临床技能与临床创新三年行动计划重大临床研究项目、上海市教委"科研创新计划"自然科学重大项目以及上海市科委项目等多项课题资助。发表学术论文130余篇，其中SCI论文70余篇。

丁杨峰

主任医师，硕士生导师，上海市皮肤病医院皮肤内科主任、银屑病诊疗中心主任，同济大学医学院银屑病研究所副所长。中华医学会皮肤性病学分会银屑病学组委员，中国中西医结合学会皮肤性病学分会银屑病学组委员，上海市医学会皮肤科专科分会银屑病学组委员。擅长各种疑难皮肤病的诊治，尤其对重症银屑病、大疱性疾病、红斑狼疮、血管炎等自身免疫性皮肤病具有丰富的临床经验。主持参与国家自然科学基金、上海市科委项目等课题10余项。发表学术论文50余篇，SCI收录30余篇。

苑 杰　华北理工大学冀唐学院院长、主任医师、教授

罗 力　复旦大学公共卫生学院党委书记、教授

周行涛　复旦大学附属眼耳鼻喉科医院院长、主任医师、教授

唐 琼　上海市计划生育协会专职副会长

陶敏芳　上海市第八人民医院院长、主任医师、教授

桑 红　长春市第六医院主任医师、教授

薄禄龙　海军军医大学第一附属医院麻醉科副主任、副主任医师、
　　　　副教授

本书编委会

主　编　李　斌　史玉玲　丁杨峰

副主编　于　宁　易雪梅　陆家晴

编　委　强　燕　李　影　彭　琛　张　莹　张　怡
　　　　王　宇　张晓磊

总　序

　　近日，中共中央办公厅、国务院办公厅印发了《关于新时代进一步加强科学技术普及工作的意见》，从加强科普能力建设、促进科普与科技创新协同发展等七个方面着重强调了科普是国家和社会普及科学技术知识、弘扬科学精神、传播科学思想、倡导科学方法的活动，是实现创新发展的重要基础性工作。这是对新时代科普工作提出新的明确要求，是推动新时代科普创新发展的重大契机。为响应号召，推进完成在科普发展导向上强化战略使命、发挥科技创新对科普工作的引领作用、发挥科普对于科技成果转化的促进作用的三大重要科普任务；促进我国科普事业蓬勃发展，营造热爱科学、崇尚创新的社会氛围，构建人类命运共同体，上海科学技术文献出版社特此策划推出"健康中国·家有名医丛书"。

　　健康是人最宝贵的财富，然而疾病是其绕不开的话题。随着社会发展，在人们物质水平提高的同时，这让更多人认识到健康的重要性，激发了全社会健康意识的觉醒。对健康的追求也有着更高的目标，不再局限于简单的治已病，而是更注重"未病先防、既病防变、愈后防复"。多方面的因素使得全民健康成为"热门"话题。

　　现代社会快节奏和高强度的生活方式，使我们常常处于亚健康状态。美食诱惑、运动不足、嗜好烟酒，往往导致肥胖，诱发高血压、高血脂、高血糖、高尿酸乃至冠心病、脑卒中，甚至损伤肺功能，造成肾功能衰退，而久病卧床又会造成肺炎、压疮、下肢血管栓塞等衍生疾病……凡此种种，严重影响人们的健康生活。

　　"经济要发展，健康要上去"，是每个老百姓的追求。"健康中

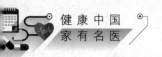

国"不是一个口号，也不是一串数字。人民健康是民族昌盛和国家富强的重要标志，健康是人们最具普遍意义的美好生活需要。该丛书遴选临床常见病、多发病，为广大读者提供一套随时可以查阅的医学科普读物。

这套丛书，为广大读者提供一份随时可以查阅的医学手册，帮助读者了解与疾病预防治疗相关的各类知识，探索疾病发生发展的脉络，为找寻最合适的治疗方法提供参考。为全社会健康保驾护航，让大众更加关注基础疾病的治疗，提高机体免疫力。在为患者答疑解惑的同时，也传递了重要的健康理念。

本丛书秉承上海科学技术文献出版社曾经出版的"挂号费"丛书理念，作为医学科普读物，为广大读者详细介绍了各类常见疾病发病情况、疾病的预防、治疗，生活中的饮食、调养，疾病之间的关系，治疗的误区，患者的日常注意事项等。其内容新颖、系统、实用，适合患者、患者家属及广大群众阅读，对医生临床实践也具有一定的参考价值。本丛书版式活泼大气、文字舒展，采用一问一答的形式，逻辑严密、条理清晰、方便阅读，便于读者理解；行文深入浅出，对晦涩难懂的术语采用通俗表达，降低阅读门槛，方便读者获取有效信息，是可以反复阅读、随时查询的家庭读物，宛若一位指掌可取的"家庭医生"。

本丛书诚邀上海各三甲医院专科医生担任主编撰稿，每册书十万余字，一病一书，精选最为常见和患者最为关心的内容，删繁就简，避免连篇累牍又突出重点。本套"健康中国·家有名医"丛书在2020年出版了第一辑21册，现在第二辑27册也顺利与广大读者见面了。

这是一份送给社会和大众的健康礼物，看到丛书出版，我甚是欣慰。衷心盼望丛书可以让大众更了解疾病、更重视健康、更懂得未病先防，为健康中国事业添砖加瓦。

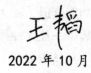

2022 年 10 月

前　言

　　银屑病,俗称"牛皮癣",是一种常见的慢性炎症性皮肤病,因其反复发作和红斑鳞屑性皮损而严重影响患者的生活质量。全球现约有银屑病患者1.25亿人,其中我国约有银屑病患者800万人。因此银屑病是全球重点研究和防治的常见多发性皮肤疾病。

　　人类对银屑病的认知经历过漫长而曲折的过程,目前认为银屑病是一种在多基因遗传背景下的免疫炎症性疾病。近年来随着对银屑病发病原因和机制的深入研究,尤其是生物制剂治疗方面的研究井喷般涌现,以前难以治疗的牛皮癣,现在有了更有效更安全的治疗手段。

　　近年来一系列针对分子靶点治疗的生物制剂和小分子药物迅猛发展。目前应用于银屑病的生物制剂主要有 TNF-α 拮抗剂(如依那西普、英利西单抗和阿达木单抗等)、IL-12/IL-23 拮抗剂(如乌司奴单抗等)、IL-23 拮抗剂(如古塞奇尤单抗等)及 IL-17 拮抗剂(如司库奇尤单抗、依奇珠单抗和布罗达单抗等),并逐渐获批用于儿童及青少年银屑病的治疗。生物制剂应用于银屑病显示出突出的疗效和良好的安全性,改变了目前的治疗方式。其治疗具有无明显的肝肾毒性、靶点针对性强、疗效显著、良好的有效性和耐受性等优点,为中、重度银屑病的治疗开辟了一条

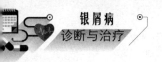
新途径。但其价格昂贵,临床应用受到一定的限制,在银屑病治疗的应用时间还比较短,其确切疗效、安全性和长期不良反应尚有待于通过大规模临床试验及长期随访得到进一步评价和证实。

近年来银屑病逐渐被认为是一种系统性疾病,而非简单的皮肤性疾病,常发生银屑病关节炎,可致残致畸。随着研究的深入,银屑病共病从最初合并糖尿病、心血管疾病、肥胖,逐渐认识到合并自身免疫性疾病、情绪障碍(如焦虑症、抑郁症)及一些肝肾疾病的风险增加,还与胃肠道疾病、肾脏疾病、感染、恶性肿瘤等多种疾病相关。因此防治系统并发症已经成为全面防治银屑病的重要组成部分。

本书编纂的目的是全面系统地科普与银屑病诊断、治疗和预防相关的知识,提高广大医务工作者和患者对银屑病的整体认知水平。由于银屑病涉及内容广泛,加之编写时间有限,本书中的诸多问题和不足之处恳望读者批评指正。

于　宁

目　录

银屑病的发病原因

银屑病的发病与气候及温度有关吗 ⊃────

银屑病发病率高低与气候因素关系密切。研究发现,一年当中平均气温、气压、相对湿度、年降水量与银屑病的发病率呈负相关,也就是说,在平均气温高、相对湿度大、年降水量多的环境中,银屑病的发病率越低。

1984 年全国银屑病流行病学调查发现,银屑病的初发季节以春季最多。病情加重者在冬季和春季占大部分。病情缓解者以夏季最多。部分患者患病早期有明显的发病季节,但反复发作之后就没有季节性了。大部分患者症状表现为冬重夏轻的特点,有下述三个方面的原因。

1. **皮肤屏障容易受到破坏** 冬天皮脂腺分泌减少,皮肤干燥,进而皮肤瘙痒,表皮被抓破后的损伤,这是一个非常重要的诱发因素。

2. **表皮微生态紊乱** 冬季与夏季皮脂腺分泌有差异,皮肤的表皮微生态中优势菌(致病菌)与缺失菌(非致病菌)的比例产生变化,致病菌明显增多。

3. **寒冷导致天然免疫系统活化** 与紧张、焦虑一样,人体受到寒冷侵袭会导致天然免疫系统活化,天然免疫系统活化通过

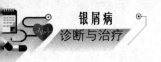
活化 T 细胞及 IL-23/IL-17 轴进一步影响表皮增殖和分化。银屑病患者皮肤屏障功能受损,使用润肤剂能缓解银屑病皮损和减少银屑病复发。因此,保暖和润肤很重要。

不过气候对银屑病的影响并不是单一性的,银屑病发病是综合作用的结果,气候和温度并不是决定性因素。

银屑病会遗传给下一代吗

银屑病被认为是一种多基因疾病,其遗传模式不能用经典的孟德尔遗传解释,其中涉及多个基因间的相互作用,同时外界环境在其发病过程中也起重要作用,是内外因素共同作用的结果。对于患者及其家属来说,本病会不会遗传给下一代,是他们最关心的问题。总的来说,有遗传倾向并不等于后代一定遗传。对于银屑病患者中有银屑病家族史者的比例,国外约为 30%,而国内一般为 10%～23.8%。研究发现,父母双方均患银屑病,那么他们后代发生银屑病的概率会比夫妻双方均没有银屑病的后代要高。但这种概率只是统计概率,不是指后代一定发病。

HLA 是银屑病遗传流行病学研究较早关注的焦点。银屑病与 HLA 的 A、B、C、D 位点控制的抗原有统计学意义的相关性,例如 HLA-B13 及 HLA-B17 显著增加。我国在对汉族人的研究中还注意到 HLA-A1 抗原比对照组增高。国外发现银屑病与 HLA-Cw6 相关性最为显著。因此,遗传学家认为 HLA 抗原是银屑病的一个潜在的遗传标志。

银屑病的发病原因有哪些

银屑病的病因涉及遗传、免疫、环境等多种因素,其发病机制尚未明确,比较明确的发病原因主要有以下几点。

1. 遗传因素　诸多研究表明遗传因素在其发病过程中起重要作用。国内有家族史的患者占 10%～23.8%,国外约为 30%。父母双方都不患病,子女患病概率为 2%;而父母双方都患病,子女患病的概率为 41%;父母一方患病,孩子患病的概率为 14%。银屑病孪生子研究表明,单卵双生同时患病的概率为 72%,异卵双生同时患病的概率为 30%。目前已经发现 10 余个与银屑病发病密切相关的所谓易感基因位点。

2. 免疫因素　T 淋巴细胞异常活化、在表皮或真皮层浸润为银屑病的重要病理生理特征,表明免疫系统参与该病的发生和发展过程。新近研究表明,树突细胞及其他抗原提呈细胞(APC)产生 IL-23,诱导 CD4＋辅助性 T 淋巴细胞——Th17 细胞分化增殖,分化成熟的 Th17 细胞可分泌 IL-17、IL-21、IL-22 等多种 Th17 类细胞因子,刺激角质形成细胞过度增殖或关节滑膜细胞的炎症反应。因此 Th17 细胞及 IL-23/IL-17 轴在银屑病发病机制中可能处于关键环节。

3. 环境与代谢因素　环境因素在诱发或加重银屑病,或使病情迁延不愈中起着重要作用,包括感染、精神紧张、不良嗜好(如吸烟、酗酒)、创伤、某些药物反应等。点滴状银屑病发病常

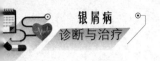

与咽部急性链球菌感染有关,抗感染治疗后可使病情好转、皮损减轻或消退。精神紧张(如应激、睡眠障碍、过度劳累)可致银屑病发生、加重或复发,采用心理暗示疗法可缓解病情。同时发现高血压、糖尿病、高脂血症、冠状动脉疾病,特别是代谢综合征在银屑病患者中具有很高的发病率。

什么是银屑病的同形反应

同形反应也称"克布纳(Koebner)现象",指受外伤刺激的皮肤发生与原发性疾病性质相同的皮损;银屑病无皮损的部位受到物理性的创伤后,受到创伤的局部出现银屑病皮疹的同形反应。在病情活动期间,同形反应更为频繁,并且是一种"全有"或"全无"的现象,即如果在一个受伤部位发生银屑病,那么患者所有受伤部位都发生银屑病。银屑病的同形反应有以下几种特征:

1. 一般出现在皮肤受到刺激后的第 3～18 d(以 10～14 d 多见)。处于急性进展期的银屑病患者在受到刺激后,可以在 24 h 内发生同形反应。

2. 银屑病的同形反应可继发于药物刺激、注射、手术切口、过度瘙痒、针刺、虫咬伤、挤压伤、日晒伤、文身和疫苗接种后等,出现同形反应后不宜外用刺激性较大的药物,也不宜过量照射紫外线。

3. 骤然停用皮质类胆固醇激素也可使银屑病发生同形反应。一般来说,病情越严重、活动性越强,则发生同形反应的可能性越大。

银屑病存在免疫功能紊乱吗

目前,研究者认为,天然免疫系统(巨噬细胞、树突细胞、中性粒细胞)与内皮系统(血管内皮细胞及角质形成细胞)及获得性免疫系统(T细胞等)共同参与银屑病的发病。

炎细胞浸润激活导致的T淋巴细胞免疫功能紊乱被证明是银屑病发病的关键环节。抗菌肽LL-37的表达在银屑病的发病机制中处于上游地位,过度表达的抗菌肽LL-37与角质形成细胞DNA结合,后者可作为自身抗原诱导朗格汉斯细胞分泌IL-23、促使浆细胞样树突状细胞异常活化,进而使T细胞活化。在白介素-23(IL-23)的刺激下,真皮内的γδT细胞大量产生导致银屑病发生的IL-17。Toll样受体的不同配体(各种病原体等)可在不同程度上协同IL-23,使γδT细胞产生更多的IL-17。另外,T细胞活化后趋化中性粒细胞,可使后者活化并释放TH1/17为主的一系列细胞因子等炎症介质。T细胞与角质形成细胞、巨噬细胞、中性粒细胞、γδT细胞间的循环刺激网络形成级联放大效应,导致IL-23/IL-17轴活化、表皮过度增殖和异常分化,最终导致银屑病病理改变发生。

银屑病是一种身心疾病吗

银屑病属于心身疾病的范畴。早在1968年,法伯(Farber)

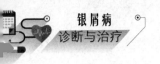

对 2 144 例银屑病患者的大范围调查发现,心理社会应激与银屑病的密切联系,之后各种流行病学与临床资料也表明,心理社会应激可影响银屑病的发生、转归、复发与治疗。同时,银屑病引发的心理问题也不同程度地影响着患者的工作、家庭及生活质量。

银屑病是一种典型的心身性疾病,国内外学者进行了大量的临床和基础研究,研究表明,银屑病的发生、发展与银屑病患者的个性、情感、紧张、烦恼、忧虑等心理—社会因素密切相关,是银屑病发病和加重的重要因素。随着神经免疫学的进展,进一步围绕银屑病进行了与应激相关的生物学事件的基础研究。主要研究神经—内分泌—免疫网络在银屑病发病中的作用。如法伯等的研究提出中枢性神经肽(如内啡肽)和外周性神经肽(如P物质)等在银屑病皮损神经源性炎症中的作用和意义。

银屑病的发病和精神心理因素有一定的相关性。在临床上,我们可以见到经治疗皮疹消退稳定的银屑病患者,因家庭工作挫折等一些不良事件的刺激,银屑病很快复发。而一些久治不愈的银屑病患者,遇到一些高兴的事情之后,心情轻松了,皮疹也逐渐好转。故银屑病患者保持良好的精神心理状态是很重要的。

银屑病的发生与内分泌有关系吗

虽然目前银屑病病因不明,但某些现象提示其可能与内分泌系统有关。有人曾怀疑银屑病患者存在脑垂体-肾上腺皮质功能异常,也有人怀疑银屑病与甲状腺功能减退、血钙降低有关,但给予对应的治疗并未获得确切的疗效。雌激素水平升高或许是一些银屑病患者的触发因素。有报道部分青春期新发的银屑病患者,采用雌激素治疗会加重疾病,也有报道银屑病的复发或加重是在绝经期时出现的。此外,有些报道认为患者在妊娠期银屑病加重,但更多报道则表示妊娠期银屑病是减轻的,说明性激素在银屑病发病机制中的作用仍需进一步探讨。另有报道,某些甲状腺疾病或糖尿病患者更易罹患银屑病,这同样提示银屑病和内分泌相关。

所以,内分泌的变化对银屑病的发生或变化的关系尚不明确。目前看来,内分泌系统的变化还不是银屑病发生的根本原因。内分泌系统很可能是通过对免疫系统的影响,而影响银屑病的病情。银屑病是一种身心疾病,精神因素也可以影响到身体的内分泌功能,进而导致银屑病的发生或复发。

银屑病的发生和缺少维生素 D 有关吗

银屑病的发生和缺少维生素 D 有关,很多银屑病患者有维生素 D 不足或缺乏,通过补充维生素 D 可降低银屑病的发病风险并改善银屑病皮损。维生素 D 不仅调控钙平衡,促进生长和骨骼钙化;还能调控免疫系统、调节角质形成细胞的增殖、分化。

维生素 D_3 衍生物是目前银屑病治疗最常用药物之一,1985年日本报道一例应用 1α-OH-D3 口服治疗骨质疏松患者中,发现

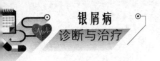

银屑病皮损明显改善,维生素 D_3 便成为治疗银屑病的新选择。在临床治疗中发现口服治疗剂量的骨化三醇常引起高血钙、高尿钙等严重不良反应,于是将维生素 D_3 调节钙代谢平衡作用与诱导细胞分化和增殖等功能分离,研发出多种维生素 D_3 衍生物外用制剂,不仅明显降低了高血钙的风险,还提高了临床效率,疗效相当于强效外用糖皮质激素,且没有外用激素所引起的不良反应。

维生素 D 在治疗银屑病中扮演重要角色,对于缺乏维生素 D 的患者适当补充维生素 D 有利于提高银屑病治疗效果,对治疗银屑病有着重要意义。

银屑病的发生与体内微量元素的缺少有关吗

微量元素有铜、铁、锌、硒、碘、铬、锰、钼、钴等,在人体中占比还不到万分之一,却有着重要而复杂的生理功能,可从多方面参与机体的调节。人体如果缺乏这些微量元素,就不能合成生命活动必需的氨基酸、蛋白质,新陈代谢就会紊乱。同样,微量元素通过多种途径调控炎症与氧化反应的过程维持机体内环境的稳态,在抗氧化抗炎中发挥重要作用。皮肤是人体微量元素的重要贮存库之一,微量元素主要贮存在皮下组织内,表皮和真皮内也存有一些。目前许多研究发现,银屑病患者存在着微量元素的异常。

银屑病皮损处与未受累的皮肤相比保留了高含量的锌,提示血清与银屑病皮损处的锌分布不平衡,一些研究中显示严重银屑病患者的血清锌水平降低。多项研究显示银屑病患者的血清铜的水平增加。锰是体内多种酶的活性基因或辅助因子,研究发现银屑病患者锰的含量是降低的。硒是一种必需的微量元素,具有抗增殖和免疫调节特性。硒的缺乏是易患感染性皮肤病的风险因素之一,许多研究者均观察到银屑病患者血清中硒水平较对照组显著降低,补硒可能对银屑病起辅助治疗作用。

综上所述,在银屑病发病机制尚未完全明了的情况下,患者体内微量元素的变化或许反映了生物化学的紊乱状态。因而对该病的治疗可采用适当调整微量元素等方法,调整机体内环境之平衡,以利该病的治疗。

皮肤微生态与银屑病有关系吗

皮肤为人体最大的器官,定植细菌、真菌、病毒与寄生虫等大量微生物。微生物与人体细胞相互作用,在维持皮肤免疫系统稳定中发挥重要作用,这种动态平衡被打破,会导致皮肤感染或疾病。当皮肤微生态组成改变时,皮肤中肽聚糖、抗菌肽等物质表达量异常,参与调控银屑病的发生发展。皮肤微生物可能通过3个步骤参与银屑病病程。首先,它们与固有免疫细胞相互作用,上调银屑病皮损中抗菌肽表达。其次,调节固有免疫细胞产生的细胞因子影响 T 细胞功能。最后,微生物可能参与调节固有免疫和适应性免疫应答过程。但不同菌群如何参与这一过程,目前尚不清楚。

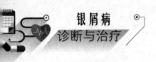

肠道微生态与银屑病有关系吗

　　哺乳动物的肠道微生态系统由多种细菌、病毒及真菌组成。有证据表明,肠道微生物群通过直接或间接途径与中枢神经系统及免疫系统形成双向作用,这些途径涉及内分泌(下丘脑—垂体—肾上腺轴)、免疫(趋化因子、细胞因子)及自主神经系统等,从而形成肠—微生物群—脑轴。哺乳动物的肠道微生态系统由多种细菌、病毒及真菌组成。

　　劳累及精神压力为银屑病发病及复发的常见诱因,而在劳累或应激状态下,肠道菌群移位入血。因环境变化,移位的菌群为适应生存而变异为部分或完全缺壁的细菌,刺激 T、B 细胞活化,产生各种细胞因子,引起轻微的内源性感染,从而表现为局部红斑及瘙痒等皮肤症状。有学者认为,肠道菌群可能通过调节肠道局部免疫系统,影响系统免疫,对皮肤的影响不容忽视。在炎症性肠病及寻常性银屑病患者中,具有抗炎功能的细菌如厚壁菌门普拉梭菌的丰度降低,大肠杆菌数量显著增加。也有研究显示,健康人群与寻常性银屑病及关节病性银屑病患者肠道微生物丰度等存在差异。

（张晓磊）

银屑病的诱发因素

诱发或加重银屑病的因素有哪些

银屑病的发病和加重与很多因素相关,常见的有以下几种类型。

1. **感染** 细菌感染可以诱发或加重银屑病。链球菌感染导致的咽炎和扁桃体炎是最常见的诱因,其他可加重银屑病的感染包括牙周脓肿、肛周蜂窝织炎和脓疱疮。链球菌感染可以引起点滴状银屑病发病,特别是在儿童及青少年中,也可加重脓疱型银屑病及斑块型银屑病。有时,鼻窦、呼吸道、胃肠道、泌尿生殖系统感染也可以引起银屑病加重。另外,艾滋病病毒(HIV)感染也可加重银屑病。

2. **创伤** 银屑病是一种全身性疾病,在外观看似正常的皮肤上如果受到外伤刺激,比如切割伤或者抓伤等,也有可能出现银屑病的复发和加重,甚至出现新的银屑病皮损。

3. **精神因素** 精神紧张、劳累和睡眠不足一方面可以诱发银屑病;另一方面,患者的精神紧张状态会反过来通过神经—内分泌—免疫机制导致天然免疫系统活化,形成恶性循环,加重银屑病皮损。

4. **药物** 锂制剂、抗疟药、β受体拮抗剂和干扰素可以使银屑病加重。

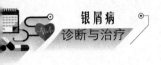

5. **不良生活习惯** 患者饮食作息不规律,吸烟、暴饮暴食、多食辛辣刺激性食物、酗酒,这些都有可能导致免疫力下降,从而导致银屑病复发或加重。

6. **不恰当的治疗** 银屑病患者长期大量使用一些刺激性药物后,骤然停药可造成已经缓解的症状复发和加重。如口服阿维A治疗大面积的寻常型银屑病和红皮病型银屑病,通常能够收到良好的效果。可是如果在症状缓解后减量过快,或者突然停药,往往可能造成银屑病复发和加重。而长期系统使用激素药物治疗银屑病,停药后易反弹和加重。

为什么感染是银屑病复发和加重最常见的原因

现代医学研究证实,感染与银屑病的发病密切相关。高达半数的患者在上呼吸道感染后2周会出现银屑病加重。众所周知,化脓性链球菌感染与点滴状银屑病有关。85%的急性点滴状银屑病患者在起病前有链球菌的感染。链球菌也可以引起其他类型银屑病及银屑病关节炎的加重。从各种不同细菌来源的超抗原比如化脓性链球菌的外毒素及肽聚糖可以导致银屑病进展,这是因为固有免疫系统针对超抗原会出现异常的免疫反应。其他报道有潜在诱发银屑病可能的微生物包括葡萄球菌、假丝酵母菌、幽门螺杆菌、马拉色菌。

病原体在入侵机体的同时,激活了机体的抗感染免疫。抗感染免疫的过程往往也是机体产生病理性炎症的过程。抗感染免疫主要包括天然免疫和获得性免疫。天然免疫通过各种模式识别受体(Pattern Recognition Receptors, PRRs)识别病原体的共有成分——病原体相关分子模式,增强 α/β 干扰素(IFN)、肿瘤坏死因子(TNF)等致炎因子的分泌,激活 NK 细胞与 γδT 细胞。获得性免疫则通过特异性识别病原体的抗原表位,活化 T 细胞与 B 细胞,诱导其增殖分化为各种效应细胞(Th1、Th2、Th17)。由此可见,抗感染免疫的过程与银屑病的病理生理存在很多相似之处,机体免疫系统在清除病原体的同时也诱发或加剧了银屑病的炎症过程。

哪些药物会诱发或加重银屑病

银屑病患者可能同时患有其他疾病,而治疗这些疾病所用的药物又可能会触发或加重银屑病。诱发银屑病的药物(drug-induced psoriasis)是指银屑病是使用该药物后发生、发展的,停用该药物,银屑病会明显改善甚至消失。触发或加重银屑病的药物(drug-triggered 或 drug-exacerbated psoriasis)是指该药参与银屑病的发生、发展,但停用该药亦不能影响整个临床过程。从开始用药到银屑病发作的时间,分为如下几种情况:短时间(即从开始用药到出现银屑病小于 4 周);中等时间(即 4～12周);长时间(即大于 12 周)。这些药物主要有:

1. **心血管药** ①血管紧张素转化酶抑制剂:卡托普利、依那普利、贝那普利、福辛普利等。②β肾上腺素受体阻断药:$β_1$ 受体

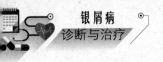
阻断药如美托洛尔、贝凡洛尔、醋丁洛尔、阿替洛尔、妥拉洛尔等。β₂受体阻断药:普萘洛尔、阿普洛尔、塞他洛尔、吲哚洛尔、索他洛尔等。③钙通道阻滞药:硝苯地平、维拉帕米、氨氯地平等。

2. 非甾体抗炎药 甲酸类、阿司匹林、双氯芬酸、安乃近、保泰松、吲哚美辛、布洛芬、舒林酸、萘普生、美洛昔康等。

3. 精神性类药物 主要是锂盐,如碳酸锂和枸橼酸锂。

4. 抗生素 主要是四环类药如四环素、土霉素、多西环素、米诺环素等。

5. 降糖药 降糖药物中以二甲双胍最为常见。

此外,免疫调节剂中的干扰素,以及抗疟药中的氯喹和羟氯喹等,均有诱发或加重银屑病的嫌疑,银屑病患者要慎用。突然中断系统用类固醇或外用强效类固醇激素药膏亦可触发银屑病。关于以上药物与银屑病的关系尚未得到对照试验的验证。

外伤会引起银屑病的复发或加重吗

外伤可以加重银屑病,而产生一些新的皮疹,外伤作为一个触发因素,在进展期银屑病的早期阶段更容易见到,外伤诱发的银屑病本质上属于银屑病同形反应,即克布纳(Koebner)现象。诱发银屑病常见的外伤包括磕碰伤、刮擦伤、针刺伤、烫伤、蚊虫叮咬、手术切口等。日晒伤、冻伤、染发造成的刺激性接触性皮炎、湿疹和荨麻疹伴发剧烈瘙痒导致的搔抓伤等也是诱发银屑病的常见损伤。外伤后,受伤的部位皮肤组织中的细胞释放多种细胞因子和淋巴细胞浸润,局部皮肤免疫微环境紊乱。另外,外伤会引起血管内皮细胞释放的血管内皮生长因子增加,最终导致角质形成细胞过度增殖和异常分化。

临床观察中,Koebner 现象的发生率为 24%～51%,而在重症银屑病及有 Koebner 现象史的患者中,研究发现 Koebner 现象的发生率为 92%。有时当外伤发生于银屑病皮疹上,该皮疹反而消失,即所谓的"反向"的 Koebner 现象。某些银屑病的治疗方法恰恰利用了反向 Koebner 现象,比如电干燥法、磨皮术、冷冻疗法、CO_2 激光疗法。

吸烟会诱发银屑病吗

目前研究倾向认为吸烟可能是触发银屑病的诱因。吸烟可以增加银屑病发病风险,加重银屑病病情,降低治疗效果。有研究表明,吸烟可引起炎症细胞的活化、聚集,并通过释放过氧化酶增加炎症反应过程中的氧化代谢作用,从而激发或加重银屑病。

银屑病患者中吸烟的情况似乎比无银屑病的人群更多见。在美国一个大型的横断面研究中,银屑病患者的吸烟率达到 37%,明显高于普通人群 25% 的吸烟率。在中国的医疗中心研究了 178 例银屑病患者及 178 例对照组,发现吸烟的强度、吸烟史与银屑病风险相关。同时发现携带 HLA-Cw6 单体基因的患者合并吸烟的累积效应可能会诱发银屑病。不过也有个别研究比如芬兰 144 例银屑病患者研究中,尚未发现吸烟与银屑病的发

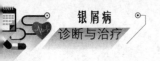
生有关。吸烟对银屑病严重程度的影响与性别有关,女性患者的影响可能更大。因此阻止年轻女性吸烟可能防治具有易感体质的银屑病患者病情的发展。

饮酒会诱发银屑病吗

有流行病调查数据显示酗酒的群体中银屑病患病率更高。银屑病严重程度与酒精摄入量具有独立相关性。大量酒精摄入后可抑制细胞免疫,提高有丝分裂原激发的淋巴细胞增殖并上调炎症前细胞因子,引起炎症反应。同时饮酒者对细菌清除能力下降,易发生多种感染,其中链球菌感染作为银屑病的重要诱因之一,易加剧银屑病病情。同时,饮酒会增加肝脏疾病风险,对药物治疗的应答也可能因此下降。此外,银屑病的反复加重和疗效不佳的结果,常会严重影响患者的负面情绪,从而使其心理压力不断增加,负面的情绪和心理压力不仅反过来会直接对病情产生不利影响,同时又对酒精更加依赖,嗜酒者大多有焦虑和抑郁等情绪,长期饮酒不仅加重抑郁,还可造成神经的损伤,干扰神经递质的合成与释放,从而促使病情形成恶性循环。

银屑病与精神因素有关吗

银屑病是一种身心疾病,早在 1968 年美国著名皮肤病专家法伯(Farber)就提出了精神因素在银屑病发病中起重要的作用。曾经对银屑病患者和正常人进行心理测试,发现多数患者在发病前有明显的精神因素的影响。国外有研究显示44%的初发银屑病和88%的复发银屑病与心理因素有关,不良情绪可以促使银屑病炎症的加重和免疫失衡的发生。紧张及应激事件可促发或加重银屑病,包括工作紧张、过度疲劳、精神抑郁、环境变迁、考试、失业等。焦虑、抑郁心态对银屑病发病、皮损加重及复发均具有重要影响。研究发现,一些促炎因子如 IL-1、TNF-α、IFN-γ 等可致银屑病发病,同时也在抑郁症中作为神经递质发挥重要作用。

因此,银屑病患者要改变不良情绪,保持乐观平和的心态,保持身心健康。

银屑病的复发和加重与饮食有关吗

总体来说,大部分银屑病患者的病情或复发与饮食没有明确的关系。少数银屑病患者自己发现进食某些食物后出现咽喉肿痛、瘙痒症状加重或银屑病皮损加重,如果有这种现象,可以适当控制可疑的食物。银屑病患者烹调食物时应尽量少添加调料、少吃熟食及含添加剂的食品。火锅底料往往含有多种调料,银屑病患者食火锅后病情加重,除了分析病情加重原因可能与牛肉、羊肉、香菇等有关外,还应想到是否因火锅底料引起。目前没有一致推荐的适合银屑病患者的饮食模式。倾向认为高热

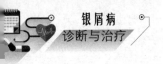

量、动物性食品可能有促炎作用,低热量的、以植物来源为主的饮食可能有抗炎作用,推测后者或令患者更受益。

银屑病与生活习惯相关吗

目前认为,银屑病与生活习惯有一定的相关性。银屑病发生发展的诱发因素包括内外环境因素,除了感染、外伤、劳累、紧张、季节、饮食、药物的诱因外,还要注意是否与不良生活习惯有关。近年来,随着物质生活日益富足,各种娱乐活动等严重影响了人们正常的生活方式,尤其是作息无规律、熬夜已成为常态,使得机体和皮肤的新陈代谢和免疫功能都发生紊乱,进而导致疾病和药物疗效不佳。有研究者提出:久坐不动是引起血管斑块和钙化的主要原因。临床常可发现年轻患者手足微循环不良的皮肤表现和甲银屑病,还发现小腿静脉曲张局部的银屑病斑块不易消退等血供差导致银屑病持久不愈的现象。衣着方面人们常常追求时尚,忽视对健康的影响,过度暴露加上空调制冷,银屑病患者很可能就是因为皮肤受冷造成夏季症状不退不轻的状态。患者往往认识不到生活习惯对银屑病的影响。经教育后很多患者结合自身经历,感受到调整生活方式不可忽视,避免熬夜和久坐不动,保持皮肤的温暖滋润,使病情得以改善。

(张晓磊)

银屑病的诊断要点

银屑病和牛皮癣是不是一回事情

"银屑病"是西医的叫法,"牛皮癣"是一种俗称,二者所指的是同一种疾病。银屑病是一种常见的,由免疫介导的慢性复发性炎症性皮肤病,其确切病因与发病机制尚未完全阐明。目前普遍认为是遗传背景、环境诱因、免疫应答异常等因素相互作用,导致角质形成细胞异常增殖和(或)关节滑膜细胞与软骨细胞的炎症反应。典型的临床表现为鳞屑性红斑或斑块,局限或广泛分布,少数可发生脓疱、红皮病,或伴发关节病变。银屑病皮损影响容貌,甚至出现瘙痒、刺痛等不适,皮疹反复发作,病程迁延不愈,严重影响患者的生活质量。银屑病可以合并其他系统异常,如伴内脏及关节损害。中、重度银屑病患者罹患代谢综合征和动脉粥样硬化性心血管疾病的风险增加。

如何科学诊断(无创仪器)银屑病

银屑病的西医诊断主要依据皮疹特点(包括皮疹形态、境界和分布等)和病史(包括发病情况、演变及消长规律、伴随症状和

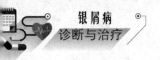
治疗反应等),结合既往史和家族史,必要时可借助一些有创操作(如组织病理)和无创检查(比如影像学技术)等明确诊断。其中,常用的无创检查仪器主要包括皮肤镜、皮肤共聚焦显微镜、超声以及磁共振(MRI)等。

皮肤镜:可见红色背景上均匀分布的点状血管,并可见白色鳞屑。不同的放大倍数下可见不同的血管模式,如发卡状血管、环状血管或球状血管,其中发卡状血管和环状血管是银屑病皮损的特异性血管,因真皮乳头上方棘层变薄,当皮肤镜与扩张血管存在夹角时,表现为环状血管或发卡状血管,角度垂直时,表现为点状或球状血管。

皮肤共聚焦显微镜:角化过度、角化不全表现为角质层内折光不均匀的颗粒,分布较均匀。芒罗(Munro)微脓肿表现为角质层分叶核炎症细胞浸润,动态扫描时具有闪烁感或流动感,该结构对银屑病的诊断具有较高的特异性及敏感性,且角化不全、芒罗微脓肿是银屑病的客观诊断指征。银屑病样增生表现为紧挨的环形表皮突包绕真皮乳头,大小较均一,分布较密集,真皮乳头内毛细血管扭曲扩张,血管数目增多(1个视野内至少2个真皮乳头均可见2个以上血管有诊断意义)。银屑病样增生、真皮乳头血管扭曲扩张易受扫描深度和操作者主观因素的影响。

皮肤超声:银屑病斑块皮损的高频超声图像显示出三层结构:①对应角质层局部过度角化和角化不全的高回声带;②对应延长的表皮突和真皮乳头水肿改变的低回声带;③对应真皮网状层改变显示高回声带。银屑病的严重程度与表皮突和真皮乳头之间的低回声带相关。银屑病皮损高频超声检测图像无显著特异性,暂不作为银屑病的直接诊断及分期手段,临床上主要用于疗效评价。

关节超声:超声因为可以显示发生炎症反应的解剖结构,越来越广泛地应用于关节病型银屑病(PsA)的评估,不仅对 PsA 的诊断具有重要价值,而且可以早期发现解剖学变化、亚临床炎症、精确引导关节腔穿刺或局部治疗,以及监测关节、肌腱、附着点、指甲和皮肤在治疗前后的病情变化。灰阶超声可观察病变结构改变,多普勒超声尤其是能量多普勒超声通过血流信号的强弱可敏感地反映病变区的炎症情况,二者结合可显示 PsA 患者的关节炎、腱鞘炎、附着点炎、指(趾)炎、甲病变和皮损改变,其中附着点炎、指(趾)炎表现更有特征性。

MRI 检查:MRI 对软组织具有分辨优势,可以显示 PsA 骨髓水肿和骨质侵蚀、附着点炎、指(趾)炎、关节滑膜炎、腱鞘滑膜炎以及关节周围的皮下组织水肿。MRI 检查技术建议使用短时反转恢复序列(STIR)或 DIXON 的脂肪抑制快速自旋回波(FSE)/涡轮自旋回波(TSE)T2WI 序列和一个不加脂肪抑制的 SE/FSE T1WI 序列,两者以相同的层面扫描,以显示骨髓水肿、骨质侵蚀为目标;以显示附着点炎、腱鞘滑膜炎、滑囊炎和软组织水肿为目标时,建议补充 Gd-造影剂增强的脂肪抑制 T1WI 序列,有利于评价炎症的活跃程度。

如何科学诊断(有创操作)银屑病

银屑病皮损不典型时需要借助有创操作如组织病理做出诊

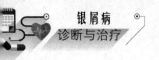

断。银屑病的组织病理表现为：角化过度、角化不全，在早期皮损中角质层内或角质层下可见由中性粒细胞构成的芒罗微脓肿。颗粒层变薄或消失，棘层增厚，表皮突延长，其末端常较宽，可与邻近的表皮嵴相结合。表皮内一般无海绵形成，但在真皮乳头顶部的棘层可见显著的细胞间水肿。真皮乳头上延成杵状，其顶端棘层变薄，该处常无颗粒层细胞。真皮上部有轻度到中度炎症细胞浸润。真皮乳头部血管扭曲扩张，管壁轻度增厚，血管周围可见组织细胞、淋巴细胞、中性粒细胞。

银屑病有哪些临床分型

银屑病的临床分型主要包括寻常型银屑病、脓疱型银屑病、红皮病型银屑病及关节病型银屑病和银屑病共病。

1. 寻常型银屑病又分为点滴状和斑块状银屑病

（1）点滴状银屑病多发生于 30 岁以下的个体，发疹前 2～3 周有溶血性链球菌引起的上呼吸道感染病史，皮疹初发呈向心性分布，多位于躯干和四肢近端，临床表现为 1～10 mm 大小境界清楚的红色丘疹、斑丘疹，色泽潮红，覆以少许鳞屑。轻刮表面鳞屑，犹如蜡滴，称为"蜡滴现象"；刮去表面白色鳞屑后，可露出一层淡红发亮的半透明薄膜，称为"薄膜现象"；再继续刮除薄膜，可见小出血点，称"点状出血现象"。白色鳞屑、发亮薄膜和点状出血是诊断银屑病的重要特征，称为"奥斯皮茨(Auspitz)三联征"。实验室检查：白细胞计数及中性粒细胞比例升高，抗链球菌溶血素 O 升高。点滴状银屑病多有自限性,但也有一定比例的个体可能发展为慢性斑块状银屑病。点滴状银屑病可以是银屑病的首发表现,也可以是斑块状银屑病的急性加重。

(2) 斑块状银屑病约占银屑病的 80%～90%,是银屑病最常见的一种类型。斑块型银屑病常与点滴状银屑病、反向型银屑病或脓疱型银屑病同时存在,多由点滴状银屑病或红皮病型银屑病等转变而来。临床表现为界限清楚的红色斑块,直径 1 到数厘米不等,数量不一,可少量散在分布,也可多发,小斑块融合成大斑块,甚至覆盖全身。皮疹通常好发于头皮、躯干、臀部和四肢伸侧,斑块表面通常干燥,脱屑明显,轻刮呈蜡滴现象;刮去表面白色鳞屑后,呈薄膜现象;再继续刮除薄膜,呈点状出血现象(奥斯皮茨征),这是皮损真皮乳头血管延长、毛细血管上表皮变薄的临床表现。银屑病皮疹边界清楚,扩大后互相融合,形成不规则斑块,可呈钱币状、地图状等;皮损可中央消退外周红斑扩大呈环状,也可经治疗后,病变消退从中心开始,形成环状皮疹。偶尔可以看到围绕银屑病病变的色素减退环,常与治疗相关,最常见的是紫外线光疗或糖皮质激素的外用治疗。

部分斑块状银屑病也可单独发于头皮,由于头皮皮损鳞屑较厚,常超出发际,皮损处毛发由于厚积的鳞屑紧缩而成束状,犹如毛笔,称为"束状发"。也可累及皮肤附属器甲板,表现为甲板下油滴状黄斑、点状凹陷及甲板破坏等,并可影响附近关节。银屑病常可累及与皮肤交接的口腔、外生殖器、肛周和眼黏膜。

斑块型银屑病可发生于任何年龄,发病高峰与性别、环境及家族史有关。银屑病病程慢性迁延,罹患终身,随着夏季气温升

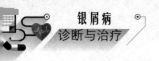
高,银屑病可好转减轻甚至自愈,到冬季又复发加重。银屑病根据皮疹活动程度可将病程分为进行期、静止期和退行期。进行期:新皮损不断出现,旧皮损不断扩大,鳞屑厚积,皮损炎症明显,周围可有炎性红晕,痒感较显著,患者皮肤敏感性增高,在此期间,如外伤、摩擦、注射或针刺正常皮肤后,常在该处发生皮疹,这种现象称"同形反应"。静止期:皮损稳定,无新发皮损,旧皮疹也不见消退。退行期:炎症浸润逐渐消退,鳞屑减少,皮损缩小或变平,遗留色素减退或色素沉着斑。消退部位一般先自躯干及上肢开始,头部及下肢皮损往往顽固,常有迟迟不能消退的。

临床上银屑病还有些较少见的、非典型的皮疹,但有各自的特点,可归属于斑块型银屑病的亚型。

① 脂溢性银屑病:损害多发生于头皮、眉和耳部,并具有脂溢性皮炎和银屑病的特征。在其他部位缺乏银屑病的典型皮疹时,二者难以区分。患者也可能开始以脂溢性皮炎表现为主,但炎症加重,频繁复发,以后逐渐发展成为典型的银屑病。有人认为脂溢性银屑病可能是银屑病遗传背景下脂溢性皮炎的变异类型,相当于一种同形反应,这类患者对常规治疗抵抗。

② 湿疹样银屑病:临床上银屑病和湿疹常有重叠,湿疹样银屑病为这样一组临床现象提供了诊断。湿疹样银屑病分为原发性和继发性两种类型。原发性表现为钱币状湿疹或手部湿疹,部分斑块边界清楚,呈湿疹样的表面,而不是鳞屑性,治疗时呈顽固性,病情反复波动,经仔细检查可发现银屑病的症状,并在治疗后皮疹呈现出银屑病的形态,说明湿疹是银屑病一个阶段

的表现。继发性表现是银屑病在受到外在刺激或致敏物后出现皮炎湿疹的表现,皮疹具有边界清楚、水疱深在的银屑病皮损特征,这些患者原本的银屑病症状轻微,受到外界刺激后静止潜在的银屑病症状加重,同时接触部位可能以皮炎、湿疹为主的形式出现,因此避免接触可疑致敏物,并予以糖皮质激素乳膏外用,症状即可消退。

③ 光敏性银屑病:银屑病有明显的季节性,表现为冬重夏轻,紫外线也是银屑病治疗中的重要组成部分。但也有少数患者与此相反,表现为夏季皮损加重、冬季缓解的现象。皮损分布于手背、面颈、前臂和小腿等暴露部位,因此被称为"光敏性银屑病",发病率为 5.5%～20%,多发生于成年人,发病率随年龄的增长而呈上升趋势。

④ 尿布银屑病:又称"银屑病样尿布皮炎"或"婴儿银屑病"。病因不明,有认为系尿中的尿素分解时产生的氨类刺激皮肤引起的变态反应,也有认为与遗传素质有关。多在出生后数日至 9 个月内发病,以 2 个月左右发病多见,无性别差异。臀部、股部等接触尿布的隆起部位首先发疹,腹股沟及臀间等凹陷部位也可受累。损害大小不等,呈圆形、卵圆形或地图形的暗红或红褐色斑块,可相互融合,边界较清晰,上覆银白色层层堆积的细薄鳞屑,斑块的周围可有卫星状粟粒至绿豆大小的银屑病丘疹。皮疹可蔓延至躯干、四肢及头皮等部位,皮损广泛者偶可发展为红皮病,少数患者指、趾甲可呈点状凹陷或嵴状隆起,个别患者可有地图舌。一般无瘙痒或疼痛等症状。

⑤ 线状银屑病:常与疣状痣混淆,线状银屑病是一种非常罕

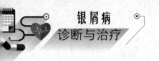

见的形态,银屑病病变最常见于四肢上的线状或带状病变,但也可能局限于躯干上的皮区。这可能是潜在的炎性线性疣状表皮痣,因为在临床和组织学上这些病变都类似银屑病。

⑥ 疣状银屑病:疣状皮疹较少发生,一般在斑块型银屑病数年乃至数十年后发生。皮疹多分布于下肢,特别是小腿,起初为经久不愈的斑块,老年人较常见,常伴有瘙痒不适,对常规治疗效果不佳,逐渐发生局部的疣状改变。也有患者经治疗好转后局部疣状增生。发病原因不明,可能是在多种外界因素的影响下,机体产生的反应性增生。

⑦ 苔藓样银屑病或神经性皮炎样银屑病:银屑病与神经性皮炎均有瘙痒,二者同时存在,互相影响,形成有光泽的肥厚斑块。苔藓样银屑病或神经性皮炎样银屑病组织病理显示银屑病改变。

此外,斑块型银屑病由于发生部位不同而有特殊的表现,如头皮、面部、掌跖、黏膜部位以及皱褶部位。下面介绍银屑病发生在不同部位有哪些具体表现。

① 头皮银屑病:头皮是银屑病的好发部位,可单独见于头皮,但大多数同时见于躯干四肢等处。皮损为境界清楚、覆有厚鳞屑的红色斑块,常超过发际,尤其是前额、耳后的发际,斑块有时融合成片,甚至布满头皮。鳞屑表面由于皮脂及灰尘相互混杂而呈污黄或灰黄色,但剥离后其间仍为银白色。皮损处毛发由于厚积的鳞屑紧缩而成束状。一般头皮银屑病不发生脱发,有的患者头发少是由于清除鳞屑时破坏毛囊或接触性皮炎所致;但病情不稳定的患者由于头皮长期严重的炎症,加之局部微

生物的感染,可发生瘢痕性脱发。

② 颜面银屑病:在急性进行期,面部常出现银屑病皮损,大多数呈点滴状或指甲大小浸润性红色丘疹或红斑。由于面部清洁次数多,故鳞屑较薄,或无鳞屑。皮损散在分布,或呈脂溢性皮炎样。耳部银屑病多发生于耳甲腔、耳甲艇至外耳道的部位,也可见于耳轮、耳垂部位。

③ 掌跖银屑病:一般少见,可单独发生,也可与身体其他部位同时发生。皮损为境界清楚的角化斑块,其中央较厚,边缘较薄,斑块上可有点状白色鳞屑或点状凹陷。皮损与局部物理性或化学性损伤有关,有时因皮损较厚而引起皲裂、出血、疼痛。

④ 黏膜银屑病:约有 10％的银屑病患者黏膜亦可受累。常发生于龟头和包皮内面,也可发生于口腔及眼结膜等处,发生于龟头和包皮内面者为边界清楚的光滑干燥性红斑,刮之有白色鳞屑。发生于口腔者以颊黏膜多见,亦可见于舌、硬腭、齿龈及口唇等处,损害为乳白色、灰白色或灰黄色的丘疹或肥厚斑片,周围红晕,基底浸润,表面呈浸渍状,剥离后可见点状出血,漏出鲜红色糜烂面。黏膜银屑病可单发,但大多在身体其他部位可见有银屑病损害。

⑤ 反向性银屑病:累及腹股沟、外阴、腋窝、乳房下褶、臀部及其他褶皱部位,又称"褶皱部或区侧银屑病"。外生殖器部位单独被累及的概率较低,常与其他部位一起被累及。皮损呈界限明显的炎性红斑,鳞屑少或无鳞屑。由于患部潮湿多汗及经常摩擦,皮损表面浸润而呈湿疹样变化。

⑥ 指(趾)甲银屑病:约50％的银屑病患者有指(趾)甲损害,

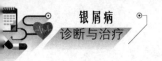

特别是脓疱型银屑病患者,几乎均伴有指(趾)甲损害。最常见的损害是甲板上有点状凹陷,甲板不平,同时失去光泽,有时甲板可出现纵嵴、横沟、浑浊、肥厚、游离端与甲床剥离或整个甲板畸形或缺如,有时呈甲癣样改变。

⑦ 眼部银屑病:银屑病可累及眼睑、结膜、角膜、虹膜睫状体和视网膜,以结膜损害最常见。眼病与银屑病病程长短无关,与病情严重程度有关。常见于严重的红皮病型、脓疱型和关节病型银屑病的患者中。

2. 脓疱型银屑病:本型在临床上较少见,分为泛发性和局限性两型

(1) 泛发性脓疱型银屑病(generalized pustular psoriasis, GPP)有 5 个临床类型:急性 GPP、妊娠期 GPP、婴幼儿脓疱型银屑病、环状脓疱性银屑病及 GPP 的局限型。

① 急性 GPP:又称"冯·聪布施(von Zumbusch)型",是一种少见的重度银屑病,是由遗传与环境因素共同诱发的、活跃的、不稳定的疾病状态,可由急性感染、治疗不当等因素诱发。两性均可累及,男性多见,发病年龄老幼均有,临床表现为红斑基础上急性发作的多发无菌性脓疱,针尖至粟粒大小,分布密集广泛,可累及甲、手掌、足跖,数小时后,脓疱融合形成大片脓糊,同时伴有发热、肌痛、白细胞增多等中毒症状。一般 1~2 周后脓疱干燥结痂,病情自然缓解,但可反复呈周期性发作。可伴有地图舌、沟状舌、皱襞舌等。对一般治疗效果不佳。

② 妊娠期 GPP:妊娠中出现的脓疱型银屑病的一种,多发生在妊娠中晚期,有时在产褥期,怀孕 6 个月以前很少发病。病程

多持续至婴儿出生和生后几个星期,临床表现和组织病理学改变和急性 GPP 相似,全身症状可能非常严重,可因心力衰竭、体温调节障碍或肾衰竭而死亡。如病情严重、病程长,则导致胎盘功能不全致死产、新生儿死亡或胎儿异常的危险性增加。

③ 婴幼儿脓疱型银屑病:脓疱型银屑病在儿童中比较少见。初发年龄以 2～10 岁居多,但也有出生后数周就发病的报道。与成人相比,儿童脓疱型银屑病的临床表现可以为环状或冯·聪布施型,可因皮疹表现不典型而被误诊为脂溢性皮炎或尿布皮炎,全身症状一般较轻,预后多较好。

④ 环状脓疱性银屑病:其临床特点是泛发的脓疱环状分布,呈亚急性或慢性经过。皮损初为散在分布的红斑,以后红斑隆起呈水肿性,缓慢离心性扩张,可形同离心性环状红斑,在隆起边缘的顶部出现脓疱,脓疱逐渐干涸,当皮损缓慢消退后,遗留下鳞屑的痕迹边缘。

⑤ GPP 的局限型:GPP 的局限型与主要累及掌跖部位的局限性脓疱型银屑病有明显不同,主要指的是斑块型银屑病的皮损基础上发生脓疱。银屑病的红色斑块长期受刺激性局部治疗后,可发生脓疱损害。本型最常见的诱因是长期不规则外用糖皮质激素,或其他外用药物的不良刺激。

(2) 局限性脓疱型银屑病:通常局限于手掌及足跖,伴或不伴有经典的斑块状皮损。可分为连续性肢端皮炎和掌跖脓疱病两种,这两种疾病不相互排斥,在同一患者,在相同时间或不同的时间可以看到两者同时存在。

① 连续性肢端皮炎:好发于指、趾部,是以无菌性脓疱为特

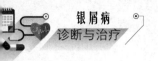

征、病因不明的一种慢性复发性皮肤病。诱发因素包括内分泌功能失调、自主神经功能紊乱、自身免疫等,常于外伤或局限感染后发病。本病好发于中年人,女性较多见。皮损常初发于手指、足趾末端指节伸侧面,尤其甲周,可仅停留在初发部位,或缓慢发展,逐渐向手足近端发展,在数日至1~2年后,其他手指或足趾相继累及,并发展到掌跖、手足背、腕部、肘部,甚至泛发全身,可呈不完全对称分布。原发损害为水疱或无菌性小脓疱,破裂后留下鲜红的糜烂面或溃疡,最终结痂,其下又有新脓疱出现,反复发生。由于长期炎症、结缔组织增生,导致皮肤发硬、干燥脱屑,类似银屑病或湿疹样变化,皮损多疼痛,患者行动受限。常伴有甲病变,甲床和甲基质处脓疱形成导致甲变形、萎缩、剥离,伴有甲沟炎及甲营养不良,晚期可能会发生远端指趾骨溶解现象。

皮损局限于手足者,除有瘙痒、灼痛感外,无全身症状,如皮损扩大,病情活动时,除了灼热、灼痛感加重,还可伴有寒战、发热、肝脾肿大、白细胞升高等表现,与脓疱型银屑病相似。

②掌跖脓疱病:是一种发生于掌跖部的慢性、炎症性、复发性疾病,以红斑基础上周期性发生簇集性无菌性小脓疱,伴角化、脱屑为临床特征。多在成年发病,起病多在20~60岁,女性患者多见,儿童很少累及。诱发因素包括妊娠、创伤、内分泌疾病和对各种局部治疗的反应。

皮损多对称分布,手掌皮损以大、小鱼际处为主,跖部好发于足弓,远端较少受累。指(趾)缝和指(趾)甲从不累及,这是本病的特征。原发损害是局限在边界清楚的鳞屑性红斑基础上的角层下或表皮内脓疱、水疱,后者常于几小时内迅速变为脓疱,脓疱1～10 mm大小。初起为黄色,后变为棕黄色、深棕色,经2～14日,脓疱干燥结痂,变为多层较厚的棕黄色鳞屑脱落。病情稳定时,掌跖以潮红、脱屑为主,有时干裂疼痛,常呈周期性急性发作,如此反复,掌跖皮肤增厚、发红,表面有大量鳞屑剥落,酷似寻常型银屑病。半数患者在皮疹加剧前有严重的掌跖瘙痒,少数有疼痛和肿胀,无系统症状。

掌跖脓疱病常伴有前胸壁骨及关节炎,表现为肋、锁、胸关节的非特异性炎症和过度角化,称为"胸、肋、锁骨肥厚或前胸壁综合征"。

掌跖脓疱病患者脓疱常规细菌培养为阴性,且无特征性的HLA抗原检出。其组织病理的主要特征是在棘细胞层中中性粒细胞汇集而成的脓疱,真皮上部血管周围淋巴细胞和中性粒细胞重度浸润,还可见到嗜酸性粒细胞和肥大细胞的浸润。连续性肢端皮炎的病理与掌跖脓疱病相似。

3. 红皮病型银屑病

红皮病型银屑病,又称"银屑病性剥脱性皮炎",是一种较少见的重症银屑病,约占银屑病患者的1%,多发生于成年人,极少累及儿童。多由银屑病在急性期某些因素刺激或治疗不当诱发,少数由银屑病急性加重演变而来。最常见的诱因是在系统治疗过程中不规则减量或停用导致反跳现象。感染,尤其是呼吸道感染是第二常见的诱因之一。药物也是常见的诱因之一。

本病的临床表现90%以上皮肤发生弥漫性潮红、肿胀、渗液或皮肤浸润、增厚,反复大量脱屑。常常伴有发热等全身症状。

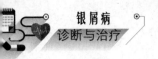
急性期皮肤呈鲜红色,肿胀显著,尤其双下肢,主要表现为双踝、双小腿对称性水肿,有渗液,常常以腋窝、会阴、肘窝、腘窝处显著;亚急性期和慢性期,渗液、肿胀减轻,逐渐出现皮肤浸润、增厚,大量脱屑,伴掌跖部角化,表现为手套、袜套样脱屑;恢复期全身鳞屑减少,皮肤颜色转暗,伴色素沉着。甲的变化常见,尤其是指甲,包括甲变厚、表面凹陷不平、剥脱。有14%的患者出现结膜炎、结膜水肿、睑外翻、眼睑肿胀、闭合不全、前葡萄膜炎、角膜溃疡等眼病变。

红皮病型银屑病因皮肤表面大量角蛋白脱失导致体温调节功能改变,患者常伴有全身症状,发热是最常见的系统症状,可高热或低热,常伴畏寒。约25%的患者出现血清蛋白不正常,表现为总蛋白和白蛋白减少,球蛋白相对增加。低蛋白血症一般见于病情重、病期长的患者,不利于病情恢复。其原因可能有摄入减少,分解代谢增加,长期表皮脱屑蛋白质丢失,肝功能障碍是白蛋白的合成减少而导致低蛋白血症。低蛋白血症可导致组织水肿,包括结膜、皮肤,血容量减少,加之患者卧床不起,易发生下肢的静脉血栓。患者可有淋巴结肿大,以腋下、腹股沟和颈部淋巴结肿大最为常见,多为炎症性肿大。

4. 关节病型银屑病

关节病型银屑病(PsA)或称"银屑病关节炎",在中国银屑病患者中的发生率为6%~13%。其发生率随着银屑病病程延长而升高,欧美报道可高达30%。PsA好发年龄为30~50岁,无明显性别差异,除皮损外可出现关节病变,多数病例关节症状继发于皮损后出现,但也有少数病例关节症状先于皮损出现,或与皮损同时发生。关节损害可轻可重,且与皮损无直接相关性。关节炎症从中轴关节病到外周关节病均可见,包括滑膜和邻近软组织炎症、附着点炎、指趾炎、新骨形成及严重骨溶解等,部分可同时合并出现。

PsA关节损害常累及指(趾)间关节、掌指关节、跖趾关节等手足小关节,也可累及腕、踝、肘、膝等四肢大关节,少数可累及骶髂关节及脊柱。关节受累常不对称,远端指(趾)间关节受累是PsA的特征性表现,早期累及手关节较足关节多见。受累关节可表现为肿胀、疼痛、晨僵及关节活动受限等,严重者呈进行性进展。病程迁延,易复发,晚期可出现关节强直,导致残疾。甲改变是关节病型银屑病的典型特征,常表现为点状凹陷、甲剥离、甲下角化过度等,点状凹陷是关节病型银屑病远端指间关节受累的特征性表现。关节病型银屑病通常无特异性的血清学检测指标,影像学改变可能于疾病早期发生,高频超声及磁共振检查有助于早期诊断。X线改变出现较晚,常表现为关节侵蚀、关节间隙变窄、软骨消失、骨溶解等。PsA的分型方法有多种,一般分为外周关节炎型和中轴(脊柱)关节炎型,部分患者可以外周和脊柱同时受累。通常将关节病型银屑病分为对称性多关节型、非对称性少关节型或单关节型、远端指间关节型、脊柱关节病型、残毁型五类,不同类型间可相互转化,合并存在。

5. 银屑病共病

近年来,临床工作中发现,除了皮肤症状外,中重度银屑病患者可合并其他相关疾病如代谢综合征、心血管疾病等,目前称为银屑病共病,认为银屑病是一种系统性炎症性疾病。随着研

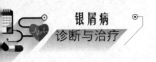
究的深入,银屑病共病从最初合并糖尿病、心血管疾病、肥胖、关节炎,到逐渐认识到合并自身免疫性疾病、心理疾病及一些肝肾疾病的风险增加。

(1) 高血压:银屑病或严重银屑病更容易发生严重高血压及难以控制的高血压。严重银屑病合并高血压可以加重心血管疾病风险,使用高血压药物控制血压可以降低心血管事件的风险。对于 40 岁以上银屑病患者,高血压危险明显增加,需要每年进行筛查。

(2) 心血管疾病:研究发现,银屑病患者冠状动脉疾病、心肌梗死发病率明显升高。同时证明心肌梗死及心血管疾病危险因素(如糖尿病、高血压、高血脂和抽烟等)与银屑病相关。其他风险因素如肥胖、吸烟、血脂、高血压、糖尿病和胰岛素抵抗、高同形半胱氨酸血症、抑郁症的发生高于普通人群或其他皮肤疾病患者。治疗及其相互影响:接受甲氨蝶呤治疗的银屑病患者联合应用叶酸,可降低血管疾病的发病率。使用肿瘤坏死因子 α (TNF-α)抑制剂的患者心血管疾病的发病率较低。

(3) 肥胖:肥胖或超重的银屑病患者发生代谢综合征或心血管疾病的风险明显增加,也是心血管疾病、代谢综合征发生的危险因素。在银屑病患者中肥胖的发病率更高,特别是重度银屑病。另有研究发现,35 岁以下的银屑病患者比 65 岁以上的患者容易肥胖。接受减肥干预的银屑病患者达到 PASI75 的比例高于对照组。超重可能干扰银屑病患者的药物治疗如阿维 A、甲氨蝶呤、环孢素及一些生物制剂的疗效和增加其不良反应等。

(4) 代谢综合征:是一组代谢紊乱如中心性肥胖、高血压、胰岛素抵抗和血脂异常同时出现的综合征,其他心血管疾病危险因素通常伴随代谢综合征同时发生,包括凝血增加倾向、微量蛋白尿、高尿酸血症、血液中的炎症标志物增加(如 C 反应蛋白或白介素-6),未来出现心血管疾病的风险将成倍增加。研究发现,代谢综合征在成人及早发银屑患者群中的发病率都更高。

参考美国心脏病协会的诊断标准,满足以下诊断标准的 3 条及以上可诊断代谢综合征:①腰围:男＞102 cm,女＞88 cm;②血清三酰甘油≥1.7 mmol/L 或接受相应治疗;③高密度脂蛋白(HDL):男＜1.03 mmol/L,女＜1.29 mmol/L 或特异治疗;④血压:＞130/85 mmHg 或药物治疗的高血压;⑤空腹血糖:≥6.1 mmol/L 或已诊断的 2 型糖尿病(中国 2 型糖尿病防治指南(2013 年版)中的标准,具备以下≥3 项者诊断为代谢综合征:①向心性(腹型)肥胖:腰围男≥90 cm,女≥85 cm;②空腹三酰甘油≥1.7 mmol/L;③空腹 HDL＜1.04 mmol/L;④高血压:血压≥130/85 mmHg 和/或确诊为高血压并治疗者;⑤高血糖:空腹血糖≥6.1 mmol/L 或餐后 2 h 血糖≥7.8 mmol/L 和(或)已确诊为糖尿病并治疗者)。代谢综合征的主要控制目标是减少心血管疾病的风险,生活方式调整作为代谢综合征的一线治疗,包括控制体重达到体质指数(BMI)＜25 kg/m² ;增加运动:每天保持 30 分钟锻炼及健康的饮食习惯。

(5) 其他:银屑病与精神情绪障碍(如抑郁症)、皮肤肿瘤(如接受 PUVA 治疗患者鳞状细胞癌的风险)、自身免疫性疾病、抽烟、嗜酒、其他(如口腔黏膜及颞下颌关节、牙周炎、阻塞性睡眠呼吸暂停、慢性阻塞性肺病、骨质疏松、帕金森病、乳糜泻、勃起

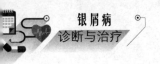

功能障碍等)及严重感染的风险亦存在相关性。

目前大多数皮肤科医生忽视银屑病患者心血管疾病、自身免疫性疾病等银屑病共病。对于银屑病共病应强调早治疗。近年提出包括心血管危险因素在内的银屑病共病的综合管理方法,建议轻度银屑病患者应当每年筛查1次,重度银屑病患者每半年筛查1次。

(李　影)

如何科学诊断银屑病(临床全面评估严重程度)

临床上银屑病严重程度评估工具包括哪些 ⟩

1. BSA 评分

综合运用各种症状评分系统评价银屑病患者的严重程度,如色度仪测量红斑、超声检测浸润深度、计算机图像分析系统测算体表受累面积(body surface area, BSA)。体表受累面积计算通常采用九分法,以患者的手掌面积相当于 1% BSA 进行计算,头颈部占 9%,躯干占 36%,上肢占 18%,下肢占 36%,生殖器区占 1%。根据 2018 年版的《中国银屑病诊疗指南》,受累面积小于 3% 为轻度,3%~10% 为中度,大于 10% 为重度。有研究结果显示,对比计算机图像分析结果,BSA 百分比差异很大,且通常受累皮损面积被过高估算。皮损面积不考虑银屑病的皮损形态及严重程度。因此,不能作为单独的评估方法用于银屑病严重程度的评估。在临床工作中,由于计算方法相对简单,患者也容易学会,特别是和治疗手段(尤其与是否需要系统治疗)密切相关,所以目前临床上应用较多。

2. PASI 评分

1978 年,为了评价维 A 酸类药物治疗银屑病的疗效,弗雷德里克松(Fredriksson)等根据患者的临床表现设计了银屑病皮损

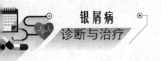
面积和严重程度指数(psoriasis area and severity index, PASI)评分法,用于检验药物的临床疗效,随后这一评估方法被皮肤科领域广泛采用。PASI 是一种具体的量化银屑病严重程度的方法,不仅考虑了银屑病皮损占全身体表面积的百分比,还考虑了皮损部位红斑、鳞屑的程度及斑块厚度,最终得出 0 分(没有银屑病)到 72 分(最大疾病严重程度)的评价标准。PASI 评分用于监测临床试验中患者的治疗反应,并作为判断银屑病严重程度的重要工具。具体而言,PASI 评分系统采用头(head, H)、上肢(the upper extremities, U)、躯干(trunk, T)、下肢(the lower extremities, L)4 个部位,分别评判每个部位的红斑(erythema, E)、鳞屑(desquamation, D)、浸润(infiltration, I)、受累面积(area, A)等指标的严重程度进行等级评分。

各个部位根据红斑、浸润和鳞屑分成 5 个等级。

(1) 红斑:0 级,皮损无红斑;1 级,皮损呈淡红色;2 级,皮损呈红色;3 级,皮损呈深红色;4 级,皮损红色极深。

(2) 浸润:0 级,皮损无浸润;1 级,皮损轻微高出正常皮肤表面;2 级,皮损重度隆起,边缘为圆形或斜坡形;3 级,皮损肥厚,隆起明显;4 级,皮损高度增厚,隆起极为明显。

(3) 鳞屑:0 级,皮损无鳞屑;1 级,部分皮损表面覆有鳞屑,以细微鳞屑为主;2 级,多数皮损完全或不全覆有鳞屑,鳞屑呈片状;3 级,几乎全部皮损表面覆有鳞屑,鳞屑较厚成层;4 级,全部皮损表面均覆有鳞屑,鳞屑很厚成层。

头部、躯干、上肢、下肢分别占全身体表面积的 10%、30%、20% 和 40%。以上各个受累区域根据皮损面积分成 0~6 级:0

级,无皮损;1 级,皮损＜10%；2 级,皮损占 10%～29%；3 级,皮损占 30%～49%；4 级,皮损占 50%～69%；5 级,皮损占70%～89%；6 级,皮损占 90%～100%。PASI＝0.1×(EH＋IH＋DH)×AH＋0.3×(ET＋IT＋DT)×AT＋0.2×(EU＋IU＋DU)×AU＋0.4×(EL＋IL＋DL)×AL。公式中 A 代表相应部位的 BSA 分级。以 PASI 公式计算总评分,分值为 0～72 分,分数越高表明患者病情越严重。例如,一个患者躯干部的红斑 2 分,浸润 1 分,鳞屑 3 分,皮损占整个躯干部位的 60%,面积等级为 5 分,那么该患者躯干部位的 PASI 计算如下:0.3×(2＋1＋3)×5＝9 分,以此类推根据每个部位的红斑、浸润、鳞屑以及有皮损部位占该部位面积的等级,可以计算出每个部位的 PASI,加起来就是该患者的 PASI 评分。

对于慢性斑块型银屑病,PASI＜3 分为轻度,PASI 在 3～10 分为中度,PASI＞10 分为重度。目前临床试验的疗效评价通常采用 PASI 改善 100%、90%、75%、50%作为银屑病治疗程度的指标,其意义分别是与治疗前相比。目前 PASI 为 0、减少 90%,减少 75%和减少 50%。由于考虑到受累面积及皮损的严重程度,PASI 评分是应用最广泛的评判方法,由于应用广泛,因此可以用于不同试验的结果。但在临床实践中,PASI 评分仍存在很多缺陷,主要是计算复杂,解释困难,耗时,对于轻度银屑病的变化不够敏感。

3. PGA 评分

医生整体评价法(physician's global assessment, PGA)是一种完全不同的整体性评估银屑病严重程度的方法,PGA 是一种简单的评判方法,提供疾病严重程度的主观全面评估。通常情况下,医生从"无"到"严重"分 5～7 个等级对疾病进行评级。

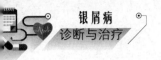

以一个 5 分级的 PGA 评分为例。

红斑(E):0 分＝无红斑证据,但可能存在炎症后色素沉着过度/不足变化;1 分＝微弱的红斑;2 分＝淡红色着色;3 分＝中度红色着色;4 分＝亮红色着色。

浸润(I):0 分＝无斑块升高证据;1 分＝最小斑块升高,几乎不明显＝0.25 mm;2 分＝轻度斑块升高,轻微但明确升高,边缘不清晰＝0.5 mm;3 分＝中度斑块升高,伴有清晰边缘的升高＝0.75 mm;4 分＝严重斑块升高,硬/尖锐的边缘≥1 mm。

鳞屑(S):0 分＝无鳞屑证据;1 分＝最小,偶尔有细小的鳞屑;2 分＝轻度,主要是细小的鳞屑;3 分＝中度,主要是大块鳞屑;4 分＝重度,主要是厚块鳞屑。

PGA＝(红斑＋浸润＋鳞屑)÷3,结果根据四舍五入的原则进行计算。

4. 生活质量与皮肤病生活质量指数

银屑病不仅严重影响着患者的躯体健康,还给患者带来较大的心理负担,患者易产生自卑、紧张、烦躁等情绪,甚至有抑郁、自杀倾向。Finlay 等最先提出应用社会心理指标考察患者的银屑病严重程度,引入了重要的评估指标——生活质量(quality of life, QOL)。QOL 是一个包含身体、社会、心理多方面状态的概念。医学上的 QOL 指健康相关质量,主要涉及疾病和治疗对患者产生的影响,其关注的是患病个体而不是疾病。QOL 评估采用自我报告问卷形式,分为标准问卷和皮肤病专病问卷。皮肤病专病问卷如皮肤病生活质量指数(dermatology life luality index, DLQI)。其中,DLQI 共设计了 10 个问题:瘙痒或疼痛、感觉窘迫、日常活动、穿着、社会活动、运动、工作或学习、与家人或朋友的关系、性生活障碍、治疗形成的影响。每项 0～3 分,使用简单的勾号进行选择。DLQI 评分结果如下:0～1 分,对生活没有影响;2～5 分,轻度影响;6～10 分,重度影响;11～20 分,较大影响;21～30 分,极大影响。评价银屑病 QOL 的方法可联合DLQI,同时具备标准问卷和皮肤病专科问卷的调查内容。

尽管有多种方法评价银屑病的严重程度,但是到目前为止,还没有哪一种方法能对银屑病的严重程度作出客观、全面的评价,并得到皮肤科学界的广泛认可。尽管 PASI 评分存在多种缺陷,但目前仍被广泛使用,因为其采用的银屑病严重程度评估标准可相互比较不同的疗效或研究方法,目前 PASI 评分是美国FDA 和欧洲医药评价署(European Medicines Evaluation Agency,EMEA)推荐的,世界各国多中心临床药物试验通用的银屑病患者严重程度和药物疗效的评价指标。同时,越来越多的研究者提议,应综合 BSA 百分比、医生 PGA 和 DLQI 问卷调查表来评价银屑病患者的严重程度及各种治疗方法的效果。

5. 综合评分法

综合评分法(salford psoriasis index, SPI)即把不同的评分工具综合在一起,统计各种不同参数(包括临床评分、QOL 评价、病史等)的总分。SPI 指数是将 PASI 和患者的社会心理障碍及治疗、复发史结合起来,形成一个综合指数,SPI 能较全面地反映患者的身心状况和疾病的严重程度。

SPI 包括 3 项指标:症状、社会心理障碍和治疗情况。症状评分把 PASI 评分转换为 0～10 的数值;社会心理障碍评分使用 0～

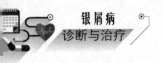
10 数值的视觉模拟尺来评估疾病对患者的社会心理影响;治疗情况评分以是否需要系统性治疗、是否需要住院治疗和发生红皮病的次数,反映患者病情的严重程度。SPI 指数更准确地反映了现实生活中患者银屑病的严重程度,因其采用了全面的评价方式,不仅基于医生的评估还加入了患者的社会心理问题和治疗抵抗的情况,非常具有可靠性,缺点是 SPI 评分计算复杂,可操作性较差。

6. 美国银屑病基金会银屑病评分

美国银屑病基金会银屑病评分(National Psoriasis Foundation Psoriasis Score, NPFPS)系统包括 2 个特定皮损、皮损面积、所有皮损中的平均红斑和平均鳞屑数量、患者瘙痒程度、医生 PGA 和患者 PGA。NPF-PS 虽然没有直接纳入生活质量,但包括了 PGA。有研究发现,NPF-PS 能较好地反映患者对疾病严重程度的认知情况。越来越多的学者提议,综合 BSA、医师 PGA、患者 PGA 和生活质量问卷调查表(包括 SF-36、DLQI 等)来评价银屑病患者的严重程度及药物疗效,充分体现了患者导向性疗效评价对银屑病治疗疗效判定的重要性。

特殊类型银屑病的评分包括哪些

（一）甲银屑病的评分

1. NAPSI 评分

PASI 评分临床试验用以评估银屑病严重程度,但 PASI 评分不涉及甲改变的评分,因此临床试验中甲银屑病有单独的评分系统。目前的评分系统最常用的是 NAPSI 及其变体。

NAPSI 将每个甲板分成 4 个象限来计算。评估每个象限是否存在甲母质病变,包括甲凹点、白甲、甲半月红斑、近端甲板碎裂,油滴现象、甲剥离、甲下角化过度和裂片状出血。如果在所有四个象限中都有这些迹象,则记 4 分,无症状记 0 分。评估每个指甲的甲母质和甲床评分 0~4,每个甲板的最高分数为 8。所有的指甲都可以进行评估,总的 NAPSI 评分是评分的总和,如果只考虑指甲,评分最高为 80,如果包括指甲加趾甲,则评分最高为 160。

由于 NAPSI 没有考虑到甲纵嵴、甲横纹、近端甲襞等症状,并且没有评估银屑病的皮肤损害,缺乏与甲银屑病的临床严重程度的一致性。如果同一类别的多个特征(甲母质或甲床银屑病)存在于指甲的同一个区域中,分数相同,无法准确反映临床严重程度。所以,有学者提出了改良的 NAPSI 评分。该评分不再对甲划分象限,并将甲剥离和油滴现象合并,包含 7 个症状,每个甲的得分范围为 0~13,总分 130。

2. N-NAIL 评分

NAPSI 及其变体包含了大多数甲银屑病的症状,但是仍然不够全面,并且临床医生评价相关性不高,不能反映疾病严重程度。为了改善这些问题,有学者提出了 N-NAIL 评分,其与 PGA 相关性为 0.861($P<0.01$),高于其他评分,能更好地反映甲银屑病的临床严重程度。但是目前仍无足够证据支持该评分系统的可靠性,故临床试验中运用较少。

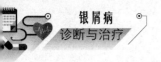

3. NAPPA 评分

NAPPA 评分在 2014 年得以开发。NAPPA 评分包括三个部分：（1）NAPPA-QOL：是一个评估患者生活质量的问卷。（2）NAPPA-PBI：即患者获益评分，是由两部分问卷组成的问卷，第一部分是在治疗开始之前，被称为 PNQ 或患者需求调查问卷，评估患者 24 个治疗目标；第二部分是在治疗期间或之后回答的，用以评估患者各个治疗目标的满意程度。（3）NAPPA-CLIN：即银屑病临床严重程度评分，是 NAPSI 的一个简单版本，仅评估 4 个指甲而不是 20 个[所有指（趾）甲之间受影响最小和最差的总和]，评分快速，且研究表明其与总 NAPSI 分高度相关。

NAPPA 可以结合患者对疾病的认知以及医生的观点，是一种快速有效、可行可靠的系统，但它仍然有待进一步的评估。

（二）关节病型银屑病评分

关节病型银屑病（PsA）的临床病变部位累及皮肤、关节、指甲、脊柱等。同时可伴有滑膜炎、腱鞘炎、起止点炎症，在对 PsA 整体的病情评估涉及更多的维度，应该涉及皮损的严重程度、关节肿胀与压痛的数量和程度、起止点炎症的程度等。

PsA 整体疗效评价工具主要有 PsA 生活质量评分和 PsA 疗效标准。

1. PsA 生活质量评分（psoriatic arthritis quality of life, PSAQOL）

PSAQOL 量表是通过对患者的访谈进行评估患者的生活质量，此量表只针对 PsA 患者进行测评，共有 20 个条目，主要包含对患者目前症状以及其主观感受的测量,项目回答选择"是"或"不是",选择"是"时记1分,"不是"时为0分。总分值范围为0~20分,分数越高,代表患者的生活质量越低。

2. PsA 疗效标准(psoriatic arthritis response criteria, PSARC)

PSARC 量表主要测评患者的受累、肿胀、压痛的关节数量以及患者自我评价和医生评价。评价 68 个关节压痛的情况,66 个关节肿胀的情况,涉及关节的肿胀、疼痛对患者日常活动的影响程度。其答案从"日常活动没有任何限制"到"非常难受,影响了日常活动",依次对应 1~5 分。在 PsA 临床试验中,PSARC 量表常常作为第二个主要疗效评价工具。

(王　宇)

银屑病的诊断标准

国内外各银屑病诊疗指南是如何诊断银屑病的

一、《中国银屑病诊疗指南》(2018 完整版)

据《中国银屑病诊疗指南》(2018 完整版)，银屑病诊断主要依据皮疹特点，同时还要结合病史资料，包括发病情况、演变及消长规律、伴随症状、治疗反应等，既往史和家族史具有重要参考价值，必要时还须借助皮肤镜、影像技术等辅助检查帮助确诊，皮肤组织病理表现对于银屑病确诊有重要的诊断价值。

（一）斑块型银屑病的诊断

斑块型银屑病的典型皮损表现为边界清晰分明的红色斑块，直径 1 cm 以上，大小不一，形态不一；红斑块表面受指甲压迫搔抓时，即可出现白色印记，如同红色蜡烛上的划痕一样，随之可轻轻刮出多层银白色的鳞屑，干燥疏松呈云母状；去除鳞屑，其下是有光泽的膜状红斑，称薄膜现象；再轻刮红色薄膜，可出现湿润的表面和随即冒出的针尖样点状出血，称为"奥斯皮茨征"；这是皮损真皮乳头血管延长、毛细血管上表皮变薄的临床表现。

通常银屑病的诊断基于临床特征，对于临床病史和检查无法诊断的少数病例，需要进行活检皮肤组织做病理检查，以确定诊断。银屑病典型的组织病理示：角化过度、角化不全，在早期皮损中角质层内或角质层下可见由中性粒细胞构成的芒罗微脓肿。颗粒层变薄或消失,棘层增厚,表皮突延长,其末端常较宽,可与邻近的表皮嵴相结合。表皮内一般无海绵形成,但在真皮乳头顶部的棘层可见显著的细胞间水肿。真皮乳头上延成杵状,其顶端棘层变薄,该处常无颗粒层细胞。真皮上部有轻度到中度炎症细胞浸润。真皮乳头部血管扭曲扩张,管壁轻度增厚,血管周围可见组织细胞、淋巴细胞、中性粒细胞。

皮肤镜和皮肤共聚焦显微镜等影像学检查对银屑病的诊断有所帮助。

(二)点滴型银屑病的诊断

点滴状银屑病是一种以急性发病,皮损为多发性鳞屑性红斑、丘疹和小斑块,呈水滴状为特征的银屑病。目前病因尚不明确,但国际公认感染为诱发点滴型银屑病的主要原因。常常发生于A组溶血性链球菌(如化脓性链球菌)或上呼吸道感染后1~3周。

皮损表现为大量小而分散的红色丘疹和小斑块,呈水滴状,典型表现为直径2~6 mm 的丘疹。通常向心性分布,主要位于躯干和四肢近端,也可广泛分布。在出现典型皮损的早期阶段,可被误认为药疹,尤其是患者使用抗生素治疗相关的链球菌感染时。但很快出现典型皮损,覆有鳞屑的红色丘疹,轻轻刮除表面白色鳞屑,逐渐露出一层淡红色发亮的半透明薄膜,称薄膜现象。再刮除薄膜,则出现小出血点,称点状出血现象。白色鳞屑、发亮薄膜和点状出血是诊断银屑病的重要特征,称为奥斯皮茨三联征。病变可表现出同形反应即克布纳现象。克布纳现象是指创伤区域,如表皮剥脱、晒伤、其他皮疹如水痘或糠秕孢子

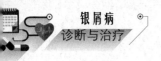

菌毛囊炎出现的银屑病皮损。

实验室检查白细胞或中性粒细胞计数升高,C反应蛋白和红细胞沉降率升高,血清抗溶血性链球菌素O(抗"O")滴度升高,部分咽拭子培养阳性。

组织病理:表皮灶性角化不全及芒罗微脓肿,棘层肥厚伴或不伴表皮突伸长,棘层上方偶见科戈(Kogoj)的海绵状脓肿,真皮乳头内细血管增生、扩张,周围小片状淋巴细胞浸润伴少数中性粒细胞。

根据病史和典型的临床表现,抗链球菌溶解素O、抗DNase B或链球菌酶效价升高提示近期链球菌感染,进一步提示诊断。实验室检查及组织病理对诊断有帮助。

(三)脓疱型银屑病的诊断

脓疱型银屑病又分为泛发性和局限性两型。

1. **泛发性脓疱型银屑病**(generalized pustular psoriasis,GPP)有5个临床类型,急性GPP、妊娠期GPP、婴幼儿脓疱型银屑病、环状脓疱性银屑病及GPP的局限型。

确诊一般需要符合以下5个标准,因此多需进行病理活检。①红斑上多发的无菌性脓疱;②发热、全身不适及其他系统症状;③组织病理中见科戈海绵水肿性脓疱;④实验室检查异常,包括白细胞计数增多、粒细胞核左移,红细胞沉降率加快、C反应蛋白阳性、高滴度抗O抗体、IgG或IgA升高、低蛋白血症、低钙血症;⑤上述临床/组织学表现反复发生。

2. **局限性脓疱型银屑病** 通常局限于手掌及足跖,伴或不伴有经典的斑块状皮损。连续性肢端皮炎和掌跖脓疱病是局限性脓疱型银屑病的两个特殊类型。

（1）连续性肢端皮炎：根据外伤史，皮损好发于指（趾）末节皮肤，损害为无菌性小脓疱，进展缓慢，呈匐行性蔓延，组织病理为海绵状脓疱，疱内容物为中性粒细胞，即可确诊。

（2）掌跖脓疱病：掌跖部位，边界清楚的红斑基础上出现无菌性脓疱，常对称分布，反复发作，一般无系统症状，即可确诊。凡在身体的其他部位有典型的银屑病或有明确的寻常型银屑病病史，可确诊为掌跖脓疱病。在患者一个或多个Ⅰ级亲属中有银屑病，也作为诊断脓疱型银屑病的间接依据。

（四）红皮病型银屑病的诊断

红皮病型银屑病临床表现为皮肤弥漫性潮红或暗红色，覆有片状或糠秕状鳞屑，炎症浸润明显，皮损面积累计超过全身皮肤面积的 90％，部分学者认为皮损面积超过全身皮肤的 75％即可诊断，且有银屑病临床病史和（或）经过组织病理学检查证实为银屑病。

红皮病是症状性诊断，其病因复杂，其他皮肤病也可表现为红皮病，需与红皮病型银屑病相鉴别。

（五）关节病型银屑病的诊断

关节病型银屑病（PsA）又称"银屑病关节炎"。除皮损外可出现关节病变，多数病例关节症状继发于皮损后出现，但也有少数病例关节症状先于皮损出现，或与皮损同时发生。关节损害可轻可重，且与皮损无直接相关性。关节炎症从中轴关节病到外周关节病均可见，包括滑膜和邻近软组织炎症、附着点炎、指趾炎、新骨形成及严重骨溶解等，部分可同时合并出现。受累关节可表现为肿胀、疼痛、晨僵及关节活动受限等，严重者呈进行性进展。病程迁延，易复发，晚期可出现关节强直，导致残疾。

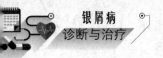

甲改变是关节病型银屑病的典型特征,常表现为点状凹陷、甲剥离、甲下角化过度等,点状凹陷是关节病型银屑病远端指间关节受累的特征性表现。关节病型银屑病通常无特异性的血清学检测指标,影像学改变可能于疾病早期发生,高频超声及磁共振检查有助于早期诊断。X线改变出现较晚,常表现为关节侵蚀、关节间隙变窄、软骨消失、骨溶解等。通常将关节病型银屑病分为五类,不同类型间可相互转化,合并存在。

1. **对称性多关节型** 病变以近端指(趾)间关节为主,也可累及远端指(趾)间关节及大关节如腕、肘、膝和踝关节等。

2. **非对称性少关节型或单关节型** 多数为此类型,单个关节或少数关节受累,可以累及远端或近端指(趾)间关节等小关节,伴有指(趾)端滑膜炎和腱鞘炎,受累指(趾)可呈现典型的腊肠指(趾);也可累及膝、踝、髋、腕等大关节,通常分布不对称,随着病程进展也可发展为对称性多关节受累。

3. **远端指间关节型** 病变累及远端指间关节,通常伴有甲损害。

4. **脊柱关节病型** 多发于男性,以脊柱和骶髂关节病变为主,影像学表现为韧带骨赘形成,严重时脊柱融合,骶髂关节模糊,关节间隙狭窄甚至融合。

5. **残毁型** 是关节病型银屑病的严重类型。多累及指(趾)、掌、跖骨等,受累骨可发生骨溶解,关节强直、畸形,常伴发热、骶髂关节炎等。

PsA具有高度异质性、起病时临床表现不典型等特点,在临床上极易被漏诊。早期正确诊断PsA十分重要。目前被广泛应用的是2006年的CASPAR分类标准。该标准的特异性为

98.7％,灵敏度为91.4％。采用CASPAR标准,对于只有附着点炎、指(趾)炎的早期患者也能作出诊断,即使患者的类风湿因子阳性、有对称性多关节炎也可能做出诊断。已有多个研究对其敏感性及特异性进行了验证,具有较高的可信度。CASPAR分类标准是现今诊断PsA的主流标准(表1)。

表1　CASPAR分类标准

炎症性关节病(关节炎、脊柱炎或肌腱端炎),并且以下5项中得分≥3分,可诊断PsA

项目与得分	具体评判标准
银屑病证据	
现病史＝2分	就诊时经风湿免疫科医生或皮肤科医生诊断,有银屑病皮损或头皮病变表现
个人史＝1分	由患者本人、家庭医生、皮肤科医生、风湿免疫科医生或其他有资质的医护人员证实,曾患有银屑病
家族史＝1分	患者报告其一级或者二级亲属中有银屑病史
银屑病甲营养不良＝1分	体检发现典型的银屑病甲营养不良,包括甲剥离、顶针样凹陷、过度角化
类风湿因子阴性＝1分	类风湿因子检测可用凝胶法之外的其他任何方法,但最好采用ELISA试验或比浊法。结果判断须依据当地实验室检查的参考值范围
指(趾)炎(以下三项之一)	
现病史＝1分	整个手指(足趾)肿胀
既往史＝1分	由风湿免疫科医生记录的指(趾)炎病变
X线片示近关节端新骨形成＝1分	手足X线片可见关节边缘边界不清的骨化(需排除骨赘)

二、《2020欧洲皮肤病学论坛:寻常型银屑病的系统治疗指南》

据《2020欧洲皮肤病学论坛:寻常型银屑病的系统治疗指南》,银屑病面积和严重程度指数(PASI)评分＞10或体表受累

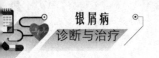

面积(BSA)评分＞10,且皮肤病生活质量指数(DLQI)评分＞10,定义为中重度银屑病;PASI 评分≤10、BSA 评分≤10,且 DLQI 评分≤10 定义为轻度银屑病。以下情况也可视为中重度银屑病:皮损主要累及暴露部位、头皮、生殖器,至少有两个指甲出现甲分离或甲营养不良,因瘙痒搔抓从而出现顽固性斑块。

三、《2019 美国皮肤病学会(AAD)/美国国家银屑病基金会(NPF):生物制剂银屑病治疗指南》

寻常型银屑病是一种慢性炎症性皮肤病,典型表现为界限清楚的伴有银色鳞屑的红色斑块,通常累及头皮、肘部、膝盖和骶前区,也可累及包括手掌、脚掌、指甲和生殖器等在内的任何部位皮肤。

银屑病的严重程度可根据患者的体表受累面积(BSA)划分,轻度银屑病 BSA＜3％,中度银屑病 3％≤BSA≤10％,重度银屑病 BSA＞10％。但当银屑病造成严重的情绪影响,或发生在包括手、脚、头皮、面部、生殖器等特定区域,或引起顽固瘙痒时,无论 BSA 是多少,都可视为重度银屑病。

银屑病面积和严重程度指数(PASI 评分)是一种更加具体的量化银屑病累及范围和严重程度的方法。PASI 不仅考量了BSA,还评估了红斑、鳞屑的程度和斑块厚度,最终得到从 0 分(无疾病)到 72(最大严重程度)的评分。PASI 评分在临床试验中应用广泛,评估银屑病严重程度的变化,体现治疗的反应;在日常的临床实践中使用较少。

银屑病有多种皮肤表现表型分类,包括寻常型(斑块型)银屑病、点滴型银屑病、掌跖银屑病、反向银屑病、脓疱型银屑病。

(王　宇)

银屑病的治疗原则

银屑病的治疗需要遵循哪些原则

银屑病是一种严重影响人类身心健康的慢性炎症性皮肤病。其发病率高,病情反复,病因复杂,病情顽固,需终身治疗。目前发现银屑病不仅可累及皮肤及关节,同时常伴发心血管疾病、肥胖、代谢综合征等,由于其治疗过程的漫长性、反复性和复杂性,银屑病患者常出现焦虑、紧张等精神疾病状态,是一种反复发作的心身失调的全身系统性疾病。患者往往需承受疾病和经济双重负担,生活品质大大降低,因此银屑病的长期治疗和管理计划需要更科学、更安全、更经济。目前银屑病的治疗以外用药物治疗、物理治疗、系统治疗及生物制剂治疗等为主。银屑病的治疗原则为以下几点:

1. 规范 强调使用目前皮肤科学界公认的治疗药物和方法。

2. 安全 各种治疗方法均应以确保患者的安全为首要,不能为追求近期疗效而忽略严重不良反应发生的可能。

3. 个体化 在选择治疗方案时,要全面考虑银屑病患者的病情、需求、耐受性、经济承受能力、既往治疗史及药物的不良反应等,综合制订合理的治疗方案。

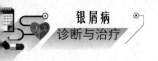
治疗目的应控制及稳定病情,减缓发展进程,减轻红斑、鳞屑、斑块增厚等皮损加重及瘙痒等症状。尽量避免复发及诱发加重的因素,减少治疗的近期与远期不良反应。控制与银屑病相关的并发症,提高患者生活质量。但需认识到本病治疗只能达到近期疗效,不能防止复发,因此治疗过程中与患者沟通并对患者病情进行评估是治疗的重要环节。

银屑病有哪些治疗方案

治疗方案的选择旨在有效控制疾病,降低药物不良反应,提高患者依从性。目前,银屑病的临床治疗方法较多,包括外用药物、系统治疗、生物制剂治疗、物理治疗、中医中药治疗等多种办法。

1. **外用药物**　润肤剂、糖皮质激素类、维A酸类药物、维生素D_3类似物、免疫抑制剂、焦油制剂、水杨酸等;

2. **系统药物**　抗感染药物、抗肿瘤药物、维A酸类药物、糖皮质激素、免疫治疗及中医中药等。

3. **生物制剂**　T细胞活化阻断剂、TNF-α拮抗剂、IL-23拮抗剂、IL-17拮抗剂及生物类似物(biosimilar)。

4. **物理疗法**　长波紫外线(UVA)、光化学疗法(PUVA)、宽谱中波紫外线(UVB)、窄谱中波紫外线(NUVB)、308 nm准分子激光及光动力疗法等。

不同类型银屑病患者应该如何选择治疗方案 ⊃━━━

　　银屑病临床上分为寻常型、脓疱型、红皮病型及关节病型 4 种类型。医生需根据患者病情进行个体化、规范化治疗。此外，银屑病的治疗常常采取阶梯式治疗方案，循序渐进，对于治疗方法的选择，需要参考银屑病的严重程度。如何判断病情轻重程度呢？前文已经叙述了多种银屑病病情严重程度的评估方法。根据银屑病的严重程度及不同类型，其治疗的选择依照以下原则：

　　1. **轻度银屑病**　尤其是轻度的寻常型银屑病，只需要选用外用药物治疗，并且应选择不良反应较小的外用药物，可联合光疗，必要时联合系统治疗，治疗时需注意可能出现的药物不良反应。

　　2. **中重度银屑病**　物理治疗、免疫抑制剂、维 A 酸类、生物制剂、联合治疗。

　　3. **脓疱型银屑病**　维 A 酸类、免疫抑制剂、物理治疗、生物制剂、支持治疗、联合疗法。

　　4. **红皮病型银屑病**　维 A 酸类、免疫抑制剂、生物制剂、支持治疗、联合疗法。

　　5. **关节病型银屑病**　非甾体类抗炎药、免疫抑制剂、柳氮磺吡啶、生物制剂、支持治疗、联合治疗。

　　各种治疗方法的序贯治疗、联合治疗及替换治疗形成银屑

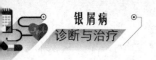
病治疗的有效手段。

1. 序贯疗法

初始尽可能用有效和快速的治疗,然后再改用安全的药物维持。方法包括:①皮损清除期,用强有力和作用快的药物如环孢素,常用最大的有效量;②过渡期,用耐受性好、安全的药物维持,如阿维 A,此时将强有力的药物逐渐减量;③维持期,仅用维持药物,必要时可加用光化学疗法(PUVA)或 UVB 照射。

2. 联合疗法

将 2 种或 2 种以上的药物(或方法)同时应用。具有协同或补充作用,并使每种药物均应用最小剂量,以减少不良反应。①传统系统药物(阿维 A、甲氨蝶呤、环孢素)和光疗联合;②传统系统药物之间联合,值得注意的是大部分传统药物的联合使用均对肝肾有损伤,故只有单用不满意时才考虑两者联用;③传统系统用药与生物制剂联合(如阿达木单抗、依那西普单抗、英利西单抗以及乌司奴单抗),其中阿维 A 与依那西普联用安全性较好,并可增强疗效;环孢素与生物制剂联用可增加对机体的免疫抑制作用;甲氨蝶呤与阿达木单抗及英利西单抗联用时,可以减少抗抗体产生,从而提高单抗的最低药物浓度,比单用依那西普疗效更好;④生物制剂联合使用,任何两种生物制剂联用均可增加对机体的免疫抑制作用,务必审慎使用;⑤系统用药与局部用药联合。

3. 交替疗法

患者先用一种药物(或方法)单一治疗,以后转换成另一种药物(或方法)单一治疗,以减少各种药物总的累积剂量,防止不良反应的发生。常用窄谱 UVB 加焦油、PUVA、甲氨蝶呤、阿维A、环孢素及生物制剂等交替治疗。静止期斑块状银屑病无须改变疗法,当皮损类型改变、皮损面积增大时则需转换另一种治疗方法。

此外,银屑病也是一种身心疾病,随着医学模式的转变,社会心理因素与银屑病之间的关系逐渐得到重视,治疗银屑病不仅需要改善患者的躯体症状,同时也应注重改善患者心理状态,消除患者不良情绪,以期达到最大的治疗效果。紧张焦虑等不良情绪是银屑病的常见诱发及加重因素,银屑病的发生同时也会反向诱发或加重患者心理精神适应不良模式的发生,表现为情感剥夺、自虐、社交孤立、失败感、羞愧感等精神病性行为。可采用倾听交流、社会支持、认知疗法等多种心理治疗方法,来改善银屑病患者的焦虑、抑郁、恐惧等心理精神适应不良模式,从而进一步提高患者的治疗疗效,改善其精神心理状态,从而提高生活质量。

（彭　琛）

银屑病的治疗——外用药物篇

银屑病患者如何选择合适的外用药物

外用药物适用于绝大多数银屑病患者,并且是首选治疗方法。治疗时需根据皮损的特点和患者的需求选择不同剂型的外用药物。

1. 外用药物治疗银屑病的原则

根据患者年龄和病史、银屑病的类型和病程、皮损的严重度和部位,为患者制订安全、有效、可行的个体化治疗方案。

2. 治疗方案的选择

轻度局限性银屑病,可单独采取外用药物治疗;中、重度银屑病,除外用药物外还可联合物理疗法和系统疗法。结合对生活质量的影响程度,如双手掌皮损虽仅累及 2% BSA,但明显影响生活质量可考虑系统药物治疗。

(1) 轻度寻常型银屑病的外用药物治疗原则:进行期点滴状银屑病宜选用润肤剂,不宜用刺激性强的外用药物,以免加重病情,必要时外用中弱效糖皮质激素制剂。静止期斑块状银屑病,可选择作用较强的药物尽早控制病情,及时酌情减量和维持治疗。轻度斑块状银屑病可单独外用药物治疗,若疗效不佳,可遵循联合、轮换、序贯的策略。联合治疗包括:多数外用药物联合外用,如糖皮质激素与维生素 D_3 衍生物、糖皮质激素与维 A 酸类、糖皮质激素与水杨酸等;中西药物联合外涂:中药软膏和维 A 酸类,中药软膏和糖皮质激素类。采用轮换治疗、序贯治疗等治疗方法。

(2) 中重度寻常型银屑病的外用药物治疗原则:中度银屑病在外用药物治疗基础上,可联合紫外线光疗和(或)系统药物治疗。重度银屑病则以系统药物和(或)紫外线光疗为主,外用药物为辅。

3. 目前常用的外用药物

(1) 润肤剂:治疗方案中,润肤剂作为局部外用药物治疗的基础用药。通过增加药物渗透性,提高局部外用糖皮质激素的疗效。急性期、进行期寻常型和红皮病型银屑病,均以润肤剂作为治疗的基础外用制剂。

(2) 维生素 D_3 衍生物:主要通过抑制表皮增殖,促进角质分化和免疫调节而发挥作用。适用于静止期斑块状银屑病。与糖皮质激素相比,该类药物作用持续时间更长。维生素 D_3 衍生物与糖皮质激素联合、交替使用,可增加疗效,降低不良反应。

(3) 维 A 酸类药:可用于体表面积小于 20%、躯干和四肢部位的静止期斑块状银屑病。临床常用的维 A 酸类他扎罗汀具有较好的疗效。维 A 酸类药最好与外用糖皮质激素联合,可以减少刺激,增强疗效。维 A 酸类联合 UVB 光疗时,可提高疗效,减少光疗的剂量。他扎罗汀常见的不良反应是刺激性皮炎和光敏感。

(4) 糖皮质激素:外用糖皮质激素的疗效与糖皮质激素的活

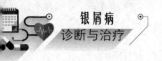

性、浓度和剂型等有关。通常将糖皮质激素分 4 级:超强效、强效、中效和弱效。使用超强效糖皮质激素的时限通常在 2～4 周,原则上在取得明显疗效后逐渐减量,不主张长期连续使用。一般红皮病型和脓疱型银屑病宜选用弱效或中效糖皮质激素;寻常型银屑病可选用中效或强效糖皮质激素;面部、腋窝、阴囊等部位及儿童可选用中低效非氟化糖皮质激素;掌跖银屑病可用超强或强效类糖皮质激素。外用糖皮质激素可采用间歇、联合、轮换和序贯的治疗策略,以期避免长期或持续外用引起的不良反应,如皮肤萎缩、毛细血管扩张、萎缩纹、紫癜、多毛等。使用强效糖皮质激素可能会导致白内障、青光眼等并发症,弱效糖皮质激素致眼部并发症尚未见报道。

(5) 本维莫德:全球第一个有治疗作用的芳香烃受体调节剂(TAMA)类药物,本维莫德可调节淋巴细胞酪氨酸激酶和芳香烃受体活性,抑制银屑病中的炎症性细胞因子产生、炎症细胞的浸润、角质形成细胞的异常角色化增生和血管形成与增生等病理变化。我国开展的Ⅲ期临床试验结果表明,本维莫德可针对皮肤局部作用,不存在治疗相关的系统性不良反应,同时具有起效快、作用持久、停药后复发率低、安全性高、疗效确切等显著优势。该药的上市将为轻至中度稳定性寻常型成人银屑病患者提供一种新的药物治疗手段。

(6) 外用复方制剂:为了减少单方制剂使用对皮肤产生的不良反应,提高治疗效能,根据药物的不同作用机制,研制了治疗银屑病的外用复方制剂,目前临床常用的有他扎罗汀倍他米松软膏、复方丙酸氯倍他索软膏(维 A 酸加丙酸氯倍他索)、卡泊三醇倍他米松软膏等复方制剂。复方制剂提高了临床治疗效能,使用更为方便,患者乐于接受。该类制剂在银屑病治疗中的有效性及安全性已被证实。

(7) 钙调磷酸酶抑制剂:可用于治疗面部和反向银屑病。他克莫司或吡美莫司可作为银屑病面部皮损的首选治疗。该类药物可与糖皮质激素联合或序贯外用,发挥协同效应,且能减少糖皮质激素所致的皮肤萎缩。

(8) 角质促成剂:常用药物有 2%～5%焦油或糠馏油、5%～10%黑豆馏油、3%水杨酸、3%～5%硫黄、0.1%～0.5%蒽林、5%鱼石脂。煤焦油软膏可与 UVB 联合,对寻常型银屑病的疗效远优于单用煤焦油软膏或单用紫外线疗法。

(9) 角质松解剂:5%～10%水杨酸、10%硫黄、20%尿素、5%～10%乳酸、0.1%维 A 酸等均具有角质松解作用,适用于慢性斑块状银屑病。联合用药时,水杨酸的角质松解作用通常可增加其他外用药物的渗透性。角质松解剂治疗银屑病除常规外涂,尚可使用封包及联合其他药物。

(10) 蒽林:为强还原剂,它可夺取组织氧使表皮细胞不能利用,抑制有丝分裂,减少 DNA 的合成,抑制细胞增殖。适合于治疗肥厚、苔藓化的斑块状银屑病。安全、经济,无全身不良反应,对皮肤有一定的刺激作用,尤其皱褶部位。有着色、污染衣物的问题。

(11) 抗人 IL-8 单克隆抗体乳膏:抗人 IL-8 单克隆抗体乳膏是一种外用生物制剂,可中和 IL-8 的活性,抑制白细胞向炎症部位的真皮和表皮趋化,减轻皮损内炎症反应,2 次/d,疗程 8～12

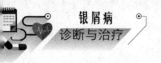
周,对点滴状及斑块状银屑病有一定疗效,不良反应较轻。

12. 辣椒碱:是一种天然植物碱,可选择性抑制 P 物质,有抗炎作用。

外用药物之间的相互作用及稳定性是临床联合治疗是否有效的前提条件,维生素 D_3 衍生物不宜和水杨酸或乳酸制剂混合外用,因可改变药物的 pH 而使疗效降低。雷公藤内酯软膏不可与其他细胞毒类药同时使用,亦不宜与有刺激性的外用药联合使用。

银屑病外用药物如何联合治疗

联合治疗是指将不同作用机制的药物联合,获得协同疗效。

1. **糖皮质激素和维 A 酸类联合** 可增加有效时间以及延长缓解期,减少两种药物的不良反应。采用联合治疗不必延长初始治疗的时间即可转入药物维持期,可减少糖皮质激素使用量。

2. **糖皮质激素和维生素 D_3 衍生物联合** 联合用药比单药治疗效果更好,不良反应更少。目前国内外常将糖皮质激素与卡泊三醇联合序贯治疗寻常型银屑病。但也有部分糖皮质激素(如氢化可的松)不能同时和卡泊三醇联用,因为相互混合后,其药理的不相容可使药效减退。

3. **糖皮质激素和钙调磷酸酶抑制剂联合** 对于糖皮质激素长期治疗产生依赖性的皮损,钙调磷酸酶抑制剂外用仍然有效。对面部及生殖器部位应用糖皮质激素治疗的患者,可与钙调磷酸酶抑制剂联合外用或序贯外用。

4. 钙调磷酸酶抑制剂和水杨酸联合　联合治疗可增加药物的渗透力,提高疗效。

5. 糖皮质激素和水杨酸联合　可增加皮肤的通透性,增强外用糖皮质激素的疗效,减少糖皮质激素的不良反应,建议与中效或弱效糖皮质激素联合。外用药的使用看似简单轻松,但不同药物、不同剂型、不同使用方法间产生的疗效差异巨大。用药的频率、时间、用量、部位都会影响疗效。作为银屑病最常见的治疗手段,外用药的规范使用是非常重要的。

此外,在选择外用药物时,应根据患者银屑病的类型、皮损的位置及特点、患者的年龄和病史等进行综合考虑。比如维生素 D_3 衍生物,卡泊三醇软膏是目前治疗慢性斑块型银屑病中作为控制治疗和维持治疗的主要药物。他卡西醇软膏可用于面部和间擦部位银屑病。而糖皮质激素制剂,头部和掌跖部宜用较强效激素,弱效激素适用于面部和间擦部,一般部位常用软膏和乳膏。单独、短期用于点滴状及斑块型银屑病,病情控制后可改为其他类维持治疗。维 A 酸制剂,可用于躯干和四肢部位的斑块型银屑病的控制和维持治疗。

特殊部位的银屑病如何选择外用药物

对于特殊类型的银屑病,在药物的选择上也存在一定差异。

反向银屑病:属于一种特殊部位的寻常型银屑病,主要发生

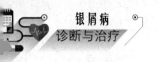
于腋窝、乳房下、腹股沟、臀间沟、阴股部(外阴和两大腿内侧)、肘窝、脐窝、腘窝等皮肤皱襞部位。根据皮损部位的特殊性,可间歇外用中弱效糖皮质激素或复方制剂,辅以润肤剂,必要时选择外用钙调神经磷酸酶抑制剂,因皮损位于皮肤皱褶部位,易于摩擦且皮肤相对较细嫩,需注意外用药物的局部刺激性及远期不良反应。

头皮银屑病:头皮部位的银屑病因为有头发覆盖,外用药物最好选择搽剂、溶液及洗剂为主。可适当应用角质松解剂以去除较厚的鳞屑,增加药物的吸收率。常用的外用药有卡泊三醇搽剂、糖皮质激素搽剂及维生素 D 衍生物与糖皮质激素复方制剂等。

掌跖银屑病:掌跖部角质层较厚,外用药物吸收率低,应选择渗透率高的超强或强效糖皮质激素制剂、维生素 D 衍生物或其复方制剂,可适当使用角质剥脱剂减轻皮损厚度,促进药物吸收,必要时以封包治疗。

甲银屑病:甲银屑病的治疗一直是银屑病治疗的难点,因甲用药困难,生长速度缓慢,严重影响治疗效果。在外用药治疗上通常采用封包治疗,或联合系统药物进行治疗。

此外,婴幼儿、儿童和老年人宜选择弱效或软性激素如地奈德、糠酸莫米松;对伴有慢性疾病的老年患者,特别是高血压、糖尿病、心衰患者,尤其不宜过多地使用;妊娠妇女应权衡利弊,谨慎使用,尤其孕早期勿用含氟激素;哺乳期妇女勿在乳部应用,避免婴幼儿误服。

在选择外用药物治疗银屑病时,除关注药物可能存在的局部刺激性外,还需关注药物的远期不良反应。尤其是糖皮质激素的外用使用中,长期高浓度高效用的糖皮质激素使用,可导致皮肤的萎缩性改变,表现为萎缩纹、皮肤脆性增加、紫癜、毛细血管扩张等,同时可诱发并加重局部感染,长期或过度使用糖皮质激素外用药后,会导致局部皮肤萎缩,毛细血管扩张,也可引起局部附属器的改变,易发口周皮炎、酒渣鼻样皮炎、痤疮、多毛症等,而长期治疗则会产生激素依赖,如突然停药,则会产生反跳现象,加重银屑病的治疗难度。此外,大面积长期的强效激素使用也可引起激素的系统性副反应如库欣综合征、股骨头无菌性坏死、抑制生长和高血糖;肾功或电解质异常;高血压、低血钙和外周性水肿,以及白内障和青光眼等,这一点在儿童患者尤为明显。

(彭 琛)

银屑病的治疗——物理治疗篇（光疗、药浴）

⊂ 银屑病有哪些光疗方法

　　光疗是治疗皮肤疾病的重要手段。追溯历史，几千年前，人们就开始用太阳光照射来治疗多种疾病。近代，尼尔斯·芬森（Niels Finsen）应用炭精电弧灯光疗治疗寻常狼疮是应用人工光源治疗皮肤病的最早记录。光疗作为简单有效的物理治疗，在银屑病的治疗当中发挥重要作用。

　　紫外线光疗是治疗银屑病的重要方法之一，光疗诱导患者皮肤 T 淋巴细胞凋亡，抑制真皮 T 细胞浸润，调节 Th1/Th2 的平衡，同时抑制朗汉斯细胞的抗原呈递功能受到抑制，促进皮肤骨化三醇合成，抑制了角质形成细胞的增殖和分化和常角蛋白的异常表达，从而治疗银屑病。目前应用于银屑病的光疗主要有宽谱中波紫外线（BB-UVB）、窄谱中波紫外线（NB-UVB）、光化学疗法（PUVA）、长波紫外线（UVA1）、308 nm 准分子激光及光动力疗法（PDT）。紫外线的波长选择对于银屑病的光疗效果具有重要意义。

　　1. 宽谱中波紫外线（BB-UVB）　为波长 290～320 nm 的中波紫外线。通过皮肤类型和皮肤最小红斑数量决定治疗的初始剂量。BB-UVB 很少单独使用，通常与内用药和（或）外用药联合应用以增加疗效。可用于治疗中、重度银屑病，或局部顽固性斑块。但可致红斑、晒伤、色素沉着。长期照射有致癌的可能性。

2. 窄谱中波紫外线(NB-UVB) 主要是311～313 nm的中波紫外线，NB-UVB主要靶位为细胞核DNA，其即实效应为形成DNA光化产物，诱导以角质形成细胞为主的皮肤细胞及包括成纤维细胞和内皮细胞在内的固有和循环免疫细胞凋亡，而远期效应则是诱导抗炎因子产生。其诱导产生的局部和系统免疫抑制，细胞因子表达改变和细胞周期停滞都有助于抑制银屑病进展。

NB-UVB通常用于中重度寻常型银屑病(包括点滴型银屑病)；关节型银屑病的斑块状皮损同样适用。红皮病型和脓疱型银屑病患者慎用。是目前临床应用最为广泛的光疗方法。不良反应：红斑、皮肤瘙痒、皮肤干燥、疼痛等。剂量过大时可出现红肿、水疱，对症处理可消退；长期的不良反应是光老化，但目前尚无足够的证据证实NB-UVB会增加皮肤肿瘤的发生。初始剂量以0.5～0.7 MED照射。也可根据患者的皮肤类型、治疗经验确定初始剂量，如Ⅲ型、Ⅳ型皮肤的初始剂量为130～300 mJ/cm²。每周治疗3次，隔日1次。根据照射后的反应，递增前次剂量的10%～20%或固定剂量(0.05 J/cm²或0.1 J/cm²)。治疗后如无明显红斑，可递增治疗；出现轻度红斑，维持原剂量照射；出现中、重度红斑，待红斑消退，可继续治疗，但是照射剂量需减前次剂量的10%～20%；出现痛性红斑或水疱，应暂停治疗，并作对症处理。治疗20次左右，总有效率可达80%左右。皮疹消退超

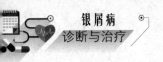

过 80％时,可以减少至每周 2 次,维持 1 个月;每周 1 次,维持 1 个月;每 2 周 1 次,维持 2 次以上,剂量视患者接受照射后的反应和耐受情况减少 15％～25％。总治疗时间需要 4 个月或更长时间。

3. 光化学疗法(PUVA)　1974 年帕里什(Parrish)首先报道补骨脂素加 UVA(PUVA,波长 320～400 nm,临床常用峰值为 365 nm)治疗银屑病有较好疗效。其作用机制主要有:抑制表皮细胞增生;改变朗格汉斯细胞的数量、结构和功能;增加表皮内前列腺素 E 和前列腺素 F2,有助于银屑病斑块的消退;诱导活化 T 细胞凋亡。

PUVA 是补骨脂素和 UVA 照射相结合的光疗方法。患者先外用或口服一定剂量的补骨脂素,间隔固定的一段时间后用 UVA 照射。PUVA 分为口服、外用以及浴疗三种方式,后两者无系统光敏反应,可以避免诸多不良反应的发生。

PUVA 主要治疗中重度银屑病,包括泛发性斑块状、掌跖脓疱性银屑病。此外,大量的临床实践证明,PUVA 不仅对银屑病有较好的疗效,而且对某些难以治疗的皮肤病亦有较好疗效。PUVA 疗效与 NB-UVB 光疗相当,治疗后疾病的缓解期长。NB-UVB 治疗失败可选择 PUVA 治疗。治疗前根据患者的皮肤类型或最小光毒剂量(MPD),以 0.75 MPD 为初始剂量,每周 3 次。观察上次治疗反应,如无红斑,增加 0.25～0.5 MPD;有红斑,但已消退,予以维持治疗;有红斑,且持续不退,则暂停治疗,直至红斑消退后再予以治疗。皮损控制之后开始减量,每周 1 次维持 1 个月,隔周 1 次维持 2 个月,最后进入每月 1 次的维持治疗。如患者在 12～20 d 内未接受光疗,再次光疗时剂量应递减 25% 以防止皮肤灼伤或出现光毒性反应;如果患者 21～27 d 内未接受光疗,剂量应递减 50%;如果光疗暂停 28 d 以上,应回到起始剂量重新开始。维持时间取决于疾病严重程度、皮肤类型和患者个人对治疗的要求等。通常 PUVA 的治疗至少需要 6 个月以上,慢性、严重的银屑病可持续 1 年。80% 以上患者治疗 20～30 次后即可缓解,6～12 个月内可能有复发,如坚持每周 1 次至每 2 周 1 次的维持治疗可控制复发。若正在服用光敏感药物如阿维 A,建议起始剂量减少 25%。

绝对禁忌证为红斑狼疮、皮肌炎、妊娠、恶性黑素瘤及易发生皮肤肿瘤的各种皮肤病患者。相对禁忌证为年龄小于 12 岁的患者、癌前病变、有砷治疗及放射治疗史、使用免疫抑制剂、卟啉病、白内障、肝功能不全等。

4. **长波紫外线(UVA-1)** UVA 光谱(320～400 nm)被细分为两部分:UVA-1(340～400 nm)和 UVA-2(320～340 nm),其中 UVA-2 在诱导红斑产生,免疫调节以及光致癌作用的能力类似于 UVB。因为波长更长,UVA-1 比 UVA-2 穿透性更强,因此不仅影响表皮结构,也对中深层真皮中包括血管在内的组织产生影响。除细胞核 DNA 外,血管、皮肤树突状细胞、真皮成纤维细胞、内皮细胞和肥大细胞均吸收紫外线。UVA 辐射引起皮肤红斑的能力明显低于 UVB,因此患者可以耐受更高的剂量。

UVA-1 光疗主要通过诱导皮肤 T/B 细胞及未成熟增殖性肥大细胞损伤及凋亡,并且促进真皮成纤维细胞表达胶原酶-1 表达对银屑病发挥治疗作用。在分子水平上,研究证实 UVA-1

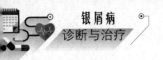

照射对细胞因子产生影响,经 UVA-1 治疗后,真表皮中转化生长因子(transforming growth factor, TGF)β₁,白介素(interlukin, IL)-10 及核因子-κB 受体活化因子配体(receptor activator of nuclear factor-κB ligand, RANKL)减少,而调节性 T 细胞(Treg)也表现为一定程度的减少。

UVA-1 目前临床应用尚不广泛,主要用于顽固性斑块型银屑病及掌跖银屑病。不良反应:红斑、皮肤瘙痒、皮肤干燥、疼痛等。剂量过大时可出现红肿、水疱;对症处理可消退。

5. 308 nm 准分子激光　308 nm 准分子激光是近几年兴起的治疗方法,其作用机制多认为与 UVB 治疗的机制相似,相对于 NB-UVB 而言,308 nm 准分子激光治疗直接针对银屑病皮损,不影响正常皮肤,治疗次数和累积照射剂量更少。对于慢性斑块型银屑病,在进行 308 nm 准分子激光前,通常临床上先测定最小红斑量(MED)。MED 是以一定剂量照射正常皮肤,24 h 后在照射部位出现红斑反应的最小剂量。一般起始剂量为 3 MED,根据每 2 周进行的 PASI 评分及患者主诉(疼痛、水疱等)相应改变剂量。有学者主张根据有无水疱、斑块厚薄及色素出现或色素沉着减少、增加或维持 1 个 MED。通常,当皮损厚度＜300 nm,使用的剂量为 400、500、600、700 mJ/cm²,厚度＞300 nm,则为 700、900、1000、1200、1400 mJ/cm²。在患者皮损达 75% 的清除率后,治疗的维持非常重要。

308 nm 准分子激光主要适于局限性慢性斑块状银屑病(如头皮部位);掌跖脓疱病。不良反应:局部皮肤红斑、色素沉着及皮肤瘙痒。

6. 光动力疗法(PDT) 即通过使用光敏剂联合特定紫外线照射后产生的一系列光化学和光生物学反应,引起病变组织损伤,达到治疗疾病的目的。经 PDT 治疗后的角质形成细胞 IL-10、转化生长因子-β(transformation growth factor-$β_1$, TGF-$β_1$)表达上调,从而发挥抑炎作用。5-氨基酮戊酸(aminolevulinic acid, ALA)为目前临床上常用光敏剂,可选择性地在异常细胞及过度增生的细胞中积聚,导致细胞产生凋亡或坏死。研究表明 ALA-PDT 对于成人斑块型银屑病有治疗作用,目前因缺乏大样本研究,临床使用较少。

银屑病光疗如何和其他治疗联合使用

窄谱中波紫外线(NB-UVB)是目前临床治疗寻常型银屑病的一线疗法,应用最为广泛,如果单用 NB-UVB 照射疗效欠佳者,临床上常通过联合局部或系统用药来增加疗效,缩短病程,减少 NB-UVB 的累积量。

1. NB-UVB 联合系统药物治疗

(1) 维 A 酸类药物:目前常用的主要是阿维 A。研究发现,小剂量维 A 酸联合 NB-UVB 比大剂量单一维 A 酸治疗效果更好,维 A 酸使增厚的角质层变薄,利于 NB-UVB 穿透,从而能减少照射累积量,两者间有很好的协同作用。常用两种方法:①在 NB-UVB 照射前,先口服维 A 酸类药物(0.5~1 mg/kg·d)治疗 1~2 周;②小剂量维 A 酸(10~25 mg/d)联合 NB-UVB 照射。

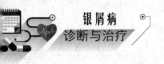
两种治疗方法疗效相似,但后者需要注意维 A 酸所致的延迟光敏反应,应在加用小剂量维 A 酸类药物 5～10 d 后,降低 NB-UVB 的照射剂量,如无异常反应,再逐渐增加至常规剂量。

(2) 甲氨蝶呤:甲氨蝶呤与 NB-UVB 联合应用未见明显不良反应,不仅能增加甲氨蝶呤的疗效,还能减少 UVB 的累积剂量,常用的有 3 种方法:①甲氨蝶呤控制炎症后开始 NB-UVB 照射;②在 NB-UVB 照射初期,短期口服甲氨蝶呤;③对 NB-UVB 治疗反应较差者,加用甲氨蝶呤,增加疗效,类似于维 A 酸,达到疗效后,停用甲氨蝶呤,单用 NB-UVB 维持治疗。由于甲氨蝶呤有光敏作用,治疗后 48～72 h 避免接受光疗,常用的方法是:周一、三、五 NB-UVB 照射,周五口服甲氨蝶呤。

(3) 生物制剂:近年来银屑病的生物治疗取得了较大进展,尤其是对中重度银屑病有明显的疗效。对于一些重度常规治疗疗效欠佳的患者,可考虑生物制剂联合 NB-UVB 照射。

2. NB-UVB 联合局部药物

(1) 维生素 D_3 衍生物:卡泊三醇和紫外线联合治疗不仅可以提高疗效,而且减少了紫外线的累积剂量。在联合治疗时,卡泊三醇应在照射后外用。

(2) 维 A 酸类:维 A 酸类药物与 NB-UVB 联合治疗安全有效,可增加疗效,减少 NB-UVB 累积量。各种浓度的他扎罗汀均可以降低紫外线的红斑阈值。因有局部刺激症状,面部、眼周、外阴及皮肤皱褶部位应避免使用。

(3) 糖皮质激素:在 NB-UVB 照射后使用糖皮质激素,不仅提高疗效,还可以减少光疗累积剂量,减少糖皮质激素的用量及不良反应。

(4) 焦油:经典的格克尔曼(Goeckerman)疗法是指在焦油水浴后照射 UVB,再外用焦油制剂,此疗法中,焦油的浓度、涂药次数、保留时间对产生的疗效并无明显差异,有效率可达 95%左右。

(5) 蒽林:蒽林与紫外线联合治疗,临床应用较多的是Ingram 疗法,即煤焦油水浴后照射 UVB,再外用 0.4% 蒽林软膏,此法也能提高疗效。对角质层特别厚的患者,蒽林可以和3% 水杨酸混合,停留 30～60 min,顽固的皮损可以用高浓度封包,增加疗效,并减少 UVB 剂量。

3. NB-UVB 联合中药药浴

中药药浴联合照射 UVB,可显著增加治疗效果,而且不会增加患者肝脏负担,安全有效。

银屑病有哪些洗浴疗法

1. **中药药浴**　药浴法是外治法之一,即用药液或含有药液水洗浴全身或局部的一种方法,其形式多种多样:全身浴分为"泡浴"和"淋洗浴",俗称"药水澡";局部洗浴的又有"烫洗""熏洗""坐浴""足浴"等之称,尤其烫洗最为常用。药浴用药与内服药一样,亦需遵循处方原则,辨病辨证,谨慎选药,同时根据各自的体质、时间、地点、病情等因素,选用不同的方药,各司其属。

银屑病的治疗强调综合治疗。除了外用、口服药物治疗及

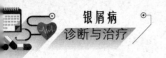

光疗外,药浴治疗也是银屑病治疗的重要组成部分。根据实施药浴药浴的方式不同,主要可分为浸浴、气雾浴和擦浴三种,在银屑病的治疗方面,主要采取浸浴的方式。药浴相当于全身性的银屑病外用药治疗疗法。在药浴的过程中,不仅全身的皮损都得到了药物治疗,还可以软化角质,去除银屑病的鳞屑,使外用药物得到更好的吸收,配合光疗则可以提高紫外线的穿透力,从而提高银屑病的治疗疗效,此外,浸浴过程中,皮肤毛细血管得以扩张,从而加快血流速度,对快速消除沉积在患者皮肤表面的免疫复合物具有非常重要的作用,同时对于关节不适也有一定的缓解作用。

药浴作用机制概言之,系药物作用于全身肌表、局部、患处,并经吸收,循行经络血脉,内达脏腑,由表及里,因而产生效应。药浴洗浴,可起到疏通经络、活血化瘀、祛风散寒、清热解毒、消肿止痛、调整阴阳、协调脏腑、通行气血、濡养全身等养生功效。现代药理也证实,药浴后能提高血液中某些免疫球蛋白的含量,增强肌肤的弹性和活力。

银屑病患者进行药浴前需到正规医院面诊,确定是否适合药浴,有无不适合药物的并发症以及确定药浴的方剂,切勿盲目自行择药。调节好浴液温度,药液水温 41 ℃至 46 ℃,每次浸洗20 至 30 min,每日 1 次。建议患者于医院内药浴,避免不良事件的发生。如进行药浴后感到不适,或皮肤出现异常,应当及时于医院就诊。

2. **温泉浴** 温泉是泉水的一种,是从地下自然涌出的,泉口温度显著地高于当地年平均气温的地下天然泉水,并含有对人体健康有益的微量元素的矿物质泉水。温泉一般含有多种活性作用的微量元素,有一定的矿化度,泉水温度常高于 30 ℃以上。泡温泉是时下非常流行的养生活动,温泉中含有丰富的矿物质元素和浮游离子,通过皮肤的吸收渗透,对人体的健康确有诸多好处。很多银屑病的患者也觉得泡温泉之后皮疹好转了,那么温泉对银屑病到底有哪些改善作用呢?银屑病可分为寻常型、关节病型、红皮病型、脓疱型。对于脓疱型及红皮病型银屑病,温度较高的温泉洗浴可能会加重病情。而临床上看到泡温泉后病情好转的主要是寻常型的银屑病及关节病型银屑病。温泉水改善银屑病,其具体作用机制包括以下几点:①可有效地将皮损鳞屑去除,软化角质;②温热作用下,皮肤毛细血管得以扩张,加快血流速度,对快速消除沉积在患者皮肤表面的免疫复合物具有非常重要的作用,同时对于关节不适有一定的缓解作用;③温泉水之中的离子对皮肤血液循环具有重要作用,可有效改善组织代谢情况。因而,稳定期的银屑病患者可以采取泡温泉的形式改善银屑病。利用含有矿物质的温泉水,通过全身或局部浸浴、擦浴及淋浴等方式,使机体接受温泉的水温度、压力、化学成分等各种理化因素刺激,从而起到治疗银屑病的目的。

3. 日光浴　包括全身和局部日光浴。全身日光浴时要不断翻转身体,使全身各部分充分接受日光照射。局部日光浴则用布单遮挡某些部位而进行日光浴。合理的日光浴可以通过紫外线照射,减缓由银屑病引发的皮肤细胞的生长,减轻银屑病炎症,但银屑病患者的皮肤屏障功能受损,过度的强光的照射容易引起银屑病的加重,因此,建议银屑病患者不要进行太长时间的

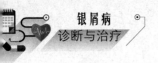
日光浴,一次 20～30 min 就可以了。

4. **海水浴**　指在天然海水中浸泡、冲洗。若配合日光浴或沙浴对银屑病康复可起到很好的辅助作用。因海水中含有大量的氯化钠、氯化镁、溴化钾、硫化镁等无机盐和微量元素,有益于皮肤病的防治。实践表明,海水浴对过敏性皮炎、日光皮炎、神经性皮炎、银屑病、湿疹、痱等皮肤病都有一定的疗效。

5. **沙浴**　即以沙子作为媒介,通过沙子的温热刺激与沙子重量对人体表皮产生压力性机械作用来达到治疗银屑病目的的一种自然疗法。沙浴既可在自然沙滩进行,也可在室内人造沙滩上实施。根据部位可分为全身和局部沙浴。严重器质性病变患者、妇女经期或孕期、老弱幼者,急性炎症、有出血倾向者均不宜沙浴。

(彭　琛)

银屑病的治疗——传统系统药物篇

银屑病有哪些传统系统药物)

1. 甲氨蝶呤

甲氨蝶呤具有抗炎、抗增殖和免疫调节作用,是目前治疗银屑病最有效的传统药物之一。甲氨蝶呤通过结合还原型叶酸载体蛋白(reduced folate carrier, RFC)在胃肠道迅速吸收后,在细胞内转化为多聚谷氨酸甲氨蝶呤发挥抗炎作用。甲氨蝶呤服用后 1~2 h 血浆中药物浓度达到高峰,其半衰期为 4~5 h。若单次给药剂量超过 25 mg,胃肠道 RFC 转运蛋白达到饱和,生物利用度随剂量增加而降低。注射后 0.5~1 h 内可达到血浆峰浓度。甲氨蝶呤大部分经肾代谢,60%~90%以原形排出,15%通过胆汁排泄。肾功能受损或同时使用可降低肾排泄率药物的患者应尽量避免使用甲氨蝶呤,若必须使用时,需减少剂量以减轻不良反应。

对各型银屑病均显示较好的疗效,对于中重度斑块状银屑病、关节病型银屑病、红皮病型银屑病、泛发性脓疱型银屑病以及严重影响功能的银屑病,如手掌和足跖均显示良好的疗效,均为甲氨蝶呤的适应证。同时甲氨蝶呤可治疗严重的银屑病甲及周围型关节病型银屑病,在光疗、光化学疗法和传统系统治疗无效或治疗不便时尤为适用。选择适应证的依据为:BSA>10%,

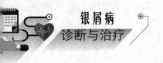
PASI>10，DLQI>10。

使用甲氨蝶呤治疗的患者是否补充叶酸具有不同的看法。建议进行完善的临床体检，以排除容易引起甲氨蝶呤不良反应的危险因素。检查项目包括：①治疗前必查项目：血尿常规、肝肾功能、肝纤维化；②治疗前建议查项目：尿妊娠(育龄期妇女)、HIV、乙型肝炎(HbsAg)、丙型肝炎、T细胞斑点检测；③定期复查项目：血常规、肝功能(ALT、AST、直接胆红素、总胆红素)治疗后前3个月每月查1次，以后每2~3个月复查1次，如出现异常，每2周复查1次，肝纤维化、肾功能、尿常规每3个月复查1次；④有肺部疾病病史或有临床症状体征的患者需做胸部X线检查；⑤关于结核，部分专家推荐应进行结核菌素纯蛋白衍生物试验(PPD)或其他筛查试验以排除潜伏结核，尤其对于有感染风险的患者。全球银屑病基本共识声明推荐，对于计划系统使用免疫抑制剂的银屑病患者进行结核筛查。

使用低剂量甲氨蝶呤相对安全，最常见的不良反应包括：胃肠道反应(恶心、乏力)、脱发(可逆性，停药后头发可再生长)、肝酶升高、骨髓抑制、消化性溃疡等，偶尔可出现发热、寒战、抑郁、感染等，较少出现肾毒性、肝纤维化和肝硬化，较罕见出现肺纤维化、间质性肺炎、肺泡炎。通常不良反应取决于甲氨蝶呤的剂量和用法，如果出现不良反应，需要减量或停药，同时补充叶酸。

甲氨蝶呤最严重的不良反应是骨髓抑制，骨髓抑制的发生与甲氨蝶呤的错误使用及患者的个体易感性相关。主要表现为白细胞、红细胞、血小板下降，严重时可出现全血细胞下降、皮肤或内脏出血。平均红细胞体积升高，是叶酸消耗、骨髓抑制的早期迹象。危险因素包括：肾功能不全、老年人、未补充叶酸、甲氨蝶呤错误使用、药物的相互作用、低蛋白血症、大量饮酒等。全血细胞减少可以发生于甲氨蝶呤加量后的 4～6 周，故当药物加量后要密切监测。若出现骨髓抑制，需嘱咐患者注意休息，避免活动，防止损伤，减少出血的发生，必要时住院治疗，及时输血补充血小板等。甲氨蝶呤所致的肝毒性和其积累剂量有关，甲氨蝶呤的积累剂量越大，发生肝毒性的危险性越高。甲氨蝶呤对银屑病患者的长期治疗可引起肝纤维化和肝硬化，累积剂量超过 5 g 的患者中可占 25％。甲氨蝶呤在孕妇分级为 X 级，可引起胎儿骨骼缺陷、神经系统异常和生长发育迟缓。对妊娠妇女可能引起胎儿生长发育异常，妊娠期及哺乳的女性患者应禁用甲氨蝶呤。如需生育，务必在停用甲氨蝶呤 3 个月之后方可妊娠。对于男性患者在小剂量甲氨蝶呤治疗期间对生育是否产生影响的认识存在争议。一般认为男性的生育也应在甲氨蝶呤停用 3 个月以上方可进行。未证实低剂量甲氨蝶呤具有致癌性。

甲氨蝶呤过量时会出现急性中毒的临床表现，包括骨髓抑制、黏膜溃疡(尤其是口腔黏膜)，罕见皮肤松解坏死。后者也可见于急性进行期银屑病患者甲氨蝶呤加量太快时。甲氨蝶呤的绝对禁忌证包括：患孕妇和哺乳期妇女，活动性感染(如肝炎、结核、HIV 感染)，活动性消化道溃疡，严重肝功能异常，肝硬化、酗酒者，严重肺功能不全者，严重贫血、白细胞或血小板减少症，严重的免疫抑制或免疫缺陷及对甲氨蝶呤过敏者。相对禁忌证为：老年人，计划怀孕的男、女双方，肝肾功能异常，有肝炎病史，肥胖(体重指数＞30)，糖尿病，充血性心力衰竭患者，有恶性肿

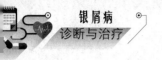

瘤病史者,胃炎、疡性肠炎,最近正在使用其他免疫抑制剂及最近有活疫苗接种史。

2. 环孢素(cyclosporine)

环孢素治疗银屑病的作用机制是调节 T 细胞亚群比例,抑制活性 T 细胞增殖,阻止其生成 IL-2,抑制角质形成细胞 DNA 的合成与增殖。环孢素可减少表皮和真皮内淋巴细胞和巨噬细胞的数量,并且抑制自然杀伤细胞、T 细胞和抗原提呈细胞的活性。环孢素也可以抑制角质形成细胞的分泌和增殖,抑制肥大细胞介质(组胺和前列腺素)的释放,并且抑制真皮毛细血管内膜细胞黏附分子的表达。环孢素对各类型银屑病都有效,推荐用于治疗严重及其他疗法失败的中重度银屑病患者。

环孢素剂量 3~5 mg/kg·d,应逐渐减量以避免病情反弹。环孢素连续使用最多不超过 2 年。诱导阶段的推荐剂量为 3.5 mg/kg·d,治疗 4 周,接着按每 2 周增加 0.5 mg/kg·d,直至最大剂量 5 mg/kg·d。剂量超过 5 mg/kg·d 时可以获得较好的疗效,但不良反应也相应增加。如果患者服用可以耐受的最大剂量超过 6 周后还没有满意的疗效则必须停药。症状控制后每 2 周减量 0.5~1 mg/kg·d,直至最低有效剂量维持治疗。环孢素停药后病情易反复,常在 2 周至 2 个月内恢复到治疗前的程度,故应小剂量长期维持治疗,维持剂量是 0.5~3.5 mg/kg·d。

对于儿童和青少年,只能在严重病例和其他药物治疗无效的情况下慎重使用。环孢素的绝对禁忌证包括:不能控制的高血压,严重的肾功能障碍,严重的感染性疾病,恶性肿瘤病史,严重的肝功能损害,患有恶性肿瘤(不包括基底细胞癌),正在接受

PUVA治疗及避免与活性疫苗免疫接种同时使用。相对禁忌证为特应性皮炎伴皮肤感染,曾接受可能致癌的治疗如砷剂或PUVA>1 000 J/cm²,严重感染或药物(如β受体阻滞剂锂、抗疟药)诱发的银屑病原发和继发的免疫缺陷性疾病,糖尿病,肥胖,癌前病变,大于65岁的患者,不能定期随访监测,严重的光线性疾病,正在进行放疗,高尿酸血症,高钾血症,正在接受肾毒性药物治疗,同时应用其他系统性免疫抑制剂,正在应用或4周以内应用过维A酸类药物,有药物或酒精成瘾倾向,长期应用甲氨蝶呤者,妊娠或哺乳期妇女,活疫苗接种者及癫痫。环孢素用药前检查:血压、血尿常规、尿妊娠试验、肝肾功能、血脂、血电解质、血尿酸。排除感染、皮肤肿瘤、慢性丙型肝炎、恶性肿瘤、结核。环孢素用药后定期复查:血压,血肌酐、肝功能、电解质、尿酸、血脂。如果血肌酐升高超过正常30%,则应考虑减少剂量;如无改善则应停药。接受环孢素治疗的患者持续血压升高(2次不同时间测量),减少剂量25%~50%,或开始使用抗高血压治疗,血压仍然高,环孢素就必须停药。如果患者出现高血脂,环孢素剂量减少或采取降脂治疗。

3. 维A酸类药物

阿维A是目前治疗银屑病最常用的维A酸类药物,属第二代维A酸,是它的前体阿维A酯的游离酸形式及活性代谢物,由于在药代动力学、疗效及不良反应均优于阿维A酯,已完全代替阿维A酯。阿维A通过结合维A酸受体(RAR)和维A酸X受体(RXR),以及通过拮抗转录因子或竞争性结合共激活分子,直接或间接发挥抗增生效应。阿维A还可通过抑制某些基因,调

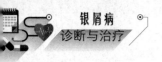

节细胞增生,抑制血管生成,减少炎症因子产生,抑制中性粒细胞激活和游走,调节免疫细胞如 Th1 和 Th17 功能。阿维 A 的抗银屑病作用是通过调控角蛋白基因表达来影响银屑病的异常角化过程,调控细胞分化与增殖,抗炎,抑制角质形成和抑制中性粒细胞趋化。通过下调细胞周期,减慢增殖速度。促进角质形成细胞的终末分化,减少角质层的厚度,减少表皮层与真皮层的炎症反应,使红斑减轻,斑块厚度减小。

阿维 A 广泛适用于各种类型银屑病,如斑块状银屑病、脓疱型银屑病。阿维 A 是脓疱型银屑病的一线用药,尤其是掌跖脓疱型,可用于持续性长程、交替、序贯疗法。阿维 A 不适用于治疗银屑病关节炎。阿维 A 的绝对禁忌证:妊娠妇女、哺乳期妇女、近期有怀孕计划的妇女或停药 2 年内无足够可靠避孕措施的患者、对阿维 A 或其任何成分过敏者、肝肾功能损害者、酒精中毒者、献血者。相对禁忌证:育龄期妇女、血脂异常且控制不佳者和同时接受四环素治疗的患者,轻度肝肾功能不全(调整剂量)、药物相互作用(增加毒性)、伴随器官毒性药物(增加毒性)、活动性感染(需评估阿维 A 毒性加重感染的可能性)、代谢综合征、依从性差或不符合适应证要求的患者、儿童或老年患者,酒精滥用者,由病毒感染或药物引起的肝炎、糖尿病者,佩戴隐形眼镜者,胰腺炎病史、高脂血症(特别是高三酰甘油血症)、使用药物控制高脂血症者。这些患者在服用阿维 A 期间应严密评估其风险效益比。

阿维 A 主要不良反应在于致畸,故而育龄妇女在停药 2 年内应采取避孕措施。服药期间皮肤及黏膜干燥为常见不良反应,加强润肤可缓解。长期使用可能出现血脂及肝功能异常,故而用药期间需定期监测。

4. 硫唑嘌呤

嘌呤类似物,体内约 90% 在硫氢基的作用下转变成 6-巯基嘌呤,其余 10% 从尿中排出。转化后的 6-巯基嘌呤约 50% 会在 24 h 代谢掉,但其治疗作用在血药浓度降低后仍能维持很长时间。6-巯基嘌呤是次黄嘌呤的拮抗剂,可以阻止 DNA 复制,影响细胞分化而发挥细胞毒性免疫抑制作用,其在体内转化过程较慢,一般数周至数月才能见效。

适用于关节病型银屑病。肝功能损伤者禁用,孕妇慎用。须在饭后以足量水吞服。一般起始剂量为 1～3 mg/kg·d,在持续治疗期间,可根据临床反应和血液系统的耐受情况在此范围内作相应调整。当治疗效果明显时,药量可减至能保持疗效的最低剂量作为维持剂量。如果连续用药 3 个月病情无改善,应停药。

毒性反应与 6-巯基嘌呤相似,剂量大及用药时间长可见骨髓抑制,出现粒细胞减少,甚至再生障碍性贫血,一般在 6～10 d 后出现;也可有中毒性肝炎、胰腺炎、脱发、黏膜溃疡、腹膜出血、视网膜出血、肺水肿以及厌食、恶心、口腔炎等;可增加细菌、病毒和真菌感染的易感性;可能致畸胎;此外尚可诱发癌瘤。肾功能不全患者应适当减量。药物过量时一般采用对症处理,严重者可考虑透析排出药物相互作用,别嘌醇、奥昔嘌醇或 6-巯基嘌呤可抑制本品代谢,增加本品的疗效和毒性,故应将本品的剂量减少 3/4。

5. 来氟米特

来氟米特是一种人工合成异唑类免疫调节剂,其治疗银屑

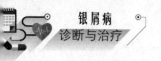

病的作用机制尚不清楚。口服后在肠黏膜或血浆中迅速转化成活性代谢产物特立氟胺(A771726),可逆性抑制二氢乳酸脱氢酶活性,阻断嘧啶核苷酸合成,抑制细胞内核酸的合成,阻止细胞进入细胞周期 S 期,发挥抗增生作用。另外,对嘧啶合成的抑制也能影响 B 或 T 淋巴细胞的增殖,阻断 CD43 介导的 T 淋巴细胞的聚集,降低局部 IL-2 的产生,并通过抑制 IL-2 与 T 淋巴细胞的应答,抑制 T 细胞内蛋白的酪氨酸磷酸化,影响活化 T 细胞增殖,从而发挥免疫抑制作用。同时,特立氟胺还可以通过阻断 TNF-α 活性基因的转录来降低核因子 κB 依赖基因的转录,来氟米特能减少接受异体骨髓干细胞移植小鼠外周血 CD4＋CD25＋T 调控细胞。是适用于关节病型银屑病治疗的二线药物。

禁忌证包括对来氟米特过敏者;患有糖尿病、高血压、冠心病、消化性溃疡病以及肝、肾等系统性疾病者,免疫缺陷、未控制的感染、骨髓发育不良患者;妊娠或哺乳期妇女,或半年内计划妊娠者及不避孕的绝经前女性;酗酒者。不良反应主要有瘙痒、剂量依赖性皮炎、可逆性脱发和氨基转移酶升高及胃肠道不良反应(最常见的有厌食、腹痛、腹泻、呕吐、胃炎及胃肠炎),也有血象改变的报道;有发生间质性肺炎、肺纤维化和肝衰竭,严重者致死的报道;尚未有儿童的疗效和安全性资料,建议小于 18 岁者禁用;有肺部疾病、吸烟等危险因素患者要慎用;治疗 6 个月内每月定期检测血常规以及 ALT,当 ALT 升高到正常值的 2 倍时应立即停药,用药后每 6～8 周再复查 1 次。另外,同时服用利福平能增加体内特立氟胺水平,该代谢物有致畸作用,男女双方只要有一方服用此药物,双方均需充分避孕。

6. 吗替麦考酚酯(mycophenolate mofetil)

能特异性地抑制淋巴细胞嘌呤合成途径中次黄嘌呤核苷酸脱氢酸的活性,具有强大的抑制淋巴细胞增殖的作用,可通过抑制淋巴细胞表面黏附分子的形成发挥免疫抑制作用,降低淋巴细胞在慢性炎症部位的聚集。适用于中重度寻常型斑块状银屑病,红皮病型、脓疱型、关节病型银屑病。

肝肾功能检查明显异常(ALT、AST、肌酐 2 倍于正常值)、妊娠或哺乳期妇女、严重感染性疾病、未治疗的恶性肿瘤、贫血、白细胞减少($<3\times10^9/L$)和血小板减少($<100\times10^9/L$)及吗替麦考酚酯过敏者禁用。

不良反应包括腹泻、恶心、呕吐,胃肠出血和肺水肿等,骨髓抑制包括白细胞减少、贫血,机会性感染包括病毒、细菌及真菌感染、脓毒血症。增加淋巴瘤和其他恶性肿瘤(特别是皮肤癌)发生的危险,发热、头痛、肌痛、失眠。用药前应检测血尿常规、肝肾功能、妊娠试验。用药第 1 个月,每周监测全血细胞计数,第 2 个月,每 2 周监测,之后可每月监测 1 次。吗替麦考酚酯和硫唑嘌呤避免同时使用,两者都可能引起骨髓抑制。氟喹诺酮类、大环内酯类、青霉素、磺胺类抗生素、利福平等抑制肠肝循环,从而降低吗替麦考酚酯的血浆浓度,丙磺舒等可升高吗替麦考酚酯的血浆浓度。用药期间不应接种减毒活疫苗。

7. 糖皮质激素

系统使用糖皮质激素一般不主张应用于银屑病治疗中。因其有效剂量较大,难以减量及停药,远期不良反应较多,停药后反跳严重,并且可诱发红皮病型银屑病或泛发性脓疱型银屑病。

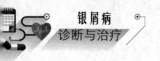

因此只有皮肤科医生认为绝对需要时才可应用。适应证:难以控制的红皮病性银屑病;其他药物无效或禁忌的泛发型脓疱性银屑病;急性多发性关节病型银屑病,可造成严重关节损害者。监测血糖、血压、电解质等。常见不良反应包括急性肾上腺功能不全,假性脑瘤伴视神经盘水肿,下丘脑—垂体—肾上腺轴(HPA轴)抑制,体液和电解质紊乱、感染、消化道溃疡、骨质疏松、肌病、行为异常、库欣综合征。

8. 中医中药

根据银屑病的临床表现和中医的辨证辨病相结合,可将银屑病分为:血热风盛型(寻常性进行期),血瘀肌肤型(寻常性静止期),血虚风燥型(寻常性消退期),湿热蕴藉型(局限或掌跖脓疱型),火毒炽盛型(泛发脓疱型),风湿阻络型(关节病型)及热毒伤阴型(红皮病型银屑病)。雷公藤、昆明山海棠对寻常型、脓疱型和关节病型银屑病具有可靠疗效。复方青黛胶囊(丸)、郁金银屑片、阿维A酯、银屑冲剂等,主要为清热解毒,适用寻常型银屑病的治疗及其他类型的辅助治疗。此外,丹参、蝮蛇抗栓酶注射液,清开灵、甘草酸、川琥宁注射液及黄芪注射液都可用于银屑病的中医治疗中。

9. 其他可能应用的药物

柳氮磺吡啶、他克莫司、氨苯砜、甲砜霉素、左旋咪唑、转移因子、秋水仙碱、维生素等。

(彭琛、陆家晴)

银屑病的治疗——生物治疗篇

国内外银屑病的最新生物治疗方法有哪些 ⟜

银屑病是一种遗传与环境共同作用诱发的免疫介导的慢性、复发性、炎症性疾病。目前针对银屑病的治疗药物及方法甚多，但调查显示，银屑病患者对现有治疗方案的有效性并不十分满意。生物制剂是指通过阻断银屑病炎症中起关键作用的细胞因子或其受体发挥治疗作用的单克隆抗体或融合蛋白。自生物制剂(依那西普)于2004年经FDA批准用于治疗中、重度斑块状银屑病，生物制剂因其优越的疗效在临床上得到了广泛应用，并获得了良好的疗效，尤其是重症、难治性以及特殊类型银屑病。基于我国人群结核病和乙型肝炎患病率较高，且儿童和孕妇银屑病发病率逐年上升的现实，国内外又尚缺乏权威的指南或国际公认的标准化治疗方案。因此，我们在此篇中谈谈生物制剂在我国临床上的应用原则与注意事项。

目前国内外已被批准用于银屑病临床治疗或正在进行临床试验的生物制剂及小分子药物(如磷酸二酯酶4抑制剂阿普斯特)，主要包括：①肿瘤坏死因子 α(TNF-α)抑制剂：依那西普(etanercept)、英利西单抗(infliximab)、阿达木单抗(adalimumab)、赛妥珠单抗(certolizumab pegol)；②白介素-12/23(IL-12/23p40)

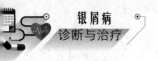

抑制剂:乌司奴单抗(ustekinumab);③白介素-23(IL-23p19)抑制剂:古塞奇尤单抗(guselkumab)、瑞莎珠单抗(risankizumab)、替拉珠单抗(tildrakizumab);④白介素-17A(IL-17A)抑制剂:司库奇尤单抗(secukinumab)、依奇珠单抗(ixekizumab);⑤白介素-17RA(IL-17RA)抑制剂:布罗达单抗(brodalumab)等。此外还有小分子药物如托法替尼(tofacitinib),目前也已完成Ⅲ期临床试验。

什么样的银屑病患者适合用生物制剂

生物制剂的适应证,主要是针对重症、难治以及特殊类型银屑病患者。需要注意的是,临床医生在治疗前应权衡治疗的利弊,与患者进行充分的沟通并取得其知情同意。适用于中重度银屑病 PASI≥10 分或 BSA≥10%(无法进行 PASI 评分时),同时 DLQI≥10 分;特殊情况下,严重影响身心健康的特殊部位(如外生殖器及肢端暴露部位)未达到上述标准时也可适用。除符合以上条件外,还需同时符合下列至少一条:①中重度斑块状银屑病在采用标准系统性治疗后,无效、失效(迅速复发:定义为在完成任何规范化治疗后 3 个月内疾病严重程度较基线>50%)、无法耐受时,或疾病对患者生活质量有重大影响或带来重大健康风险,以及发生严重不良反应的风险较高时可以考虑生物治疗;②关节症状明确的关节病型银屑病,经抗风湿药物治疗不能有效缓解,或累及脊柱、骶髂关节者,可积极考虑生物治疗；③患有并发症无法使用标准系统性治疗；④病情危及生命。有报道生物制剂治疗脓疱型及红皮病型银屑病有效，但缺乏大样本随机、双盲临床研究，根据临床可酌情使用。

临床如何判断生物制剂起效

生物制剂的临床起效主要依据评估疗效和缓解标准。生物治疗早期，医生需对银屑病患者进行疗效评价，不同类型的银屑病或生物制剂，疗效评价的时间及标准有所不同。斑块状银屑病经生物制剂治疗后有效的标准为：PASI 评分改善（ΔPASI）达到 75%；无效定义为：ΔPASI 未达到 50%。对于 ΔPASI 50%～<75% 的患者，应评估 DLQI，若 ΔDLQI>5 分，可继续当前治疗方案；若 ΔDLQI≤5 分，需要调整治疗方案；英国皮肤科医师协会（British Association of Dermatologists，BAD）银屑病生物治疗指南将 ΔDLQI<4 定义为需要调整治疗方案。关节病型银屑病治疗有效标准主要采用美国风湿病学院（ACR）评分 ACR20：①疼痛关节的数目减少达到 20% 及以上；②肿胀关节数目减少达到 20% 及以上；③下述 5 条至少 3 条改善达到 20% 及以上：a.患者对疼痛的评估；b.患者对疾病活动程度的总体评估；c.医生对疾病活动程度的总体评估；d.健康评估问卷残疾指数；e.急性期反应指标（例如红细胞沉降率、C 反应蛋白等）。

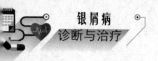

生物制剂是否需要长期使用

生物制剂是否需要长期使用,临床上主要通过维持治疗与停药时机来进行评判。银屑病是反复发作性疾病,多数生物制剂的治疗方案有诱导治疗和维持治疗两个阶段,且认为长期维持治疗对患者生活质量的改善优于间断治疗。根据我国国情,综合考虑治疗需求、安全性和经济承受能力,建议:①生物制剂治疗效果达标并保持6个月以上时可以停药,也可以通过减少剂量(减少20%～50%)或增加用药间隔进行优化治疗。②优化过程中一旦病情复发,应重新调整生物制剂量或给药间隔,提高疗效。用药量应根据复发严重程度进行个体化治疗,轻度复发可返回到复发前的剂量,严重复发者按照说明书推荐量使用。③对于重症、顽固和发作频繁的病例,特别是伴有关节损害、对患者生活质量影响严重者,尽可能进行长期维持治疗。

重启生物治疗的用药方法可参考以下建议:①病情较重的患者通常需要与初次治疗同样的负荷剂量重新诱导(依那西普除外);②英利西单抗进行重新诱导可能会有更高的过敏发生率,故不推荐再次进行诱导治疗,可按照维持治疗方案再次给药;③复发病情较轻的患者如希望继续应用生物制剂,也可采用维持治疗方案。

停药标准建议:①出现药物相关严重不良反应,如包括活动性结核病在内的严重感染、心力衰竭、肿瘤、脱髓鞘综合征、狼疮样综合征等；②治疗失败（始终未达到临床应答或失效）；③达到临床缓解后的停药。

停用生物制剂的指征：①患者接受最小优化剂量；②最近1次减少剂量后，患者仍在治疗目标且持续6～12个月；③开始优化治疗后，无重要影像学进展证据，和（或）无疾病活动性的证据。

什么样的患者忌用生物制剂

生物制剂的临床禁忌证主要包括：①活动性感染（包括活动性结核病、肝炎病毒感染高度活动期、其他病毒感染的活动期、细菌感染等）及结核潜伏感染；②心功能分级为Ⅲ级或Ⅳ级的充血性心力衰竭；③恶性肿瘤，除外皮肤基底细胞癌、已经治疗且至少有10年缓解期的肿瘤；④既往脱髓鞘综合征病史或多发性硬化症病史。

生物治疗用药前的筛查与治疗过程中需要监测哪些指标

治疗前需筛查血常规、肝功能、C反应蛋白、抗核抗体、妊娠试验以及感染相关指标如各种肝炎病毒标志物、HIV抗体、结核

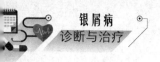

筛查(PPD 试验和 X 线胸片),有条件应做 T-Spot 检查,必要时需进一步做胸部 CT 及 HBV-DNA 定量。治疗开始后需定期询问病史和体检,监测药物过敏反应、妊娠试验、潜在或活动性结核、肝炎病毒复制情况和血常规、肝功能等实验室指标;注意监测恶性肿瘤。每半年复查临床实验室指标,若肝炎或结核等检测阳性,则应更频繁。拟应用 TNF-α 抑制剂者还应注意有无心功能不全,拟应用 IL-17A 抑制剂者还应注意有无炎症性肠病等情况。

若生物制剂应用后出现了疗效衰减现象,临床上该如何处理

目前临床应用的生物制剂在治疗过程中均存在不同程度的疗效衰减现象,其发生原因和机制包括产生抗药抗体(anti-drug antibody, ADA)、给药剂量不足(例如肥胖患者)、患者对生物制剂的敏感性降低等。针对生物制剂的疗效衰减,可采取以下应对措施:①联合免疫抑制剂以降低 ADA 的产生,首选联用甲氨蝶呤;②增加生物制剂的药物剂量或缩短用药间隔;③换用其他生物制剂,包括靶向分子相同或不同的生物制剂;④转换为传统治疗方法。

1. **治疗转换** 传统治疗向生物制剂转换,或者生物制剂相互转换,应以治疗目标为原则。对于 ΔPASI 未达到 50%;或 ΔPASI 50%～<75%但 ΔDLQI<5 分(BAD 银屑病生物治疗指

南 ΔDLQI<4)的患者,则需调整治疗方案。大多数情况下,常规治疗由于疗效欠佳或不耐受可直接转换为生物制剂。在病情稳定时,建议尽可能停止标准的系统治疗4周(甲氨蝶呤除外),如停药出现病情加重则治疗转换阶段也可联合应用系统治疗。一种生物制剂治疗失败后可转换成另一种生物制剂,但相互转换时,避免重叠应用,其间隔时间推荐为前一药物的4倍半衰期。目前有临床研究表明,生物制剂用药过程中也可联合光疗或系统治疗(如小剂量甲氨蝶呤)以增加或维持疗效,但应谨慎评估疗效与风险,并密切随访。

2. **联合应用**　生物制剂对大部分银屑病患者疗效显著,但仍有少数患者通过单一生物制剂治疗方案或在某一阶段无法获得满意的治疗效果,需要联合其他治疗方法。①联合外用药物:治疗初期联合外用药可以更快速地改善病情,治疗过程中部分皮损顽固或反复时也可联合外用药物治疗。多项临床研究表明,生物制剂联合外用糖皮质激素或维生素 D_3 衍生物可提高疗效;②联合紫外线光疗:研究证明,依那西普、阿达木单抗、英利西单抗以及乌司奴单抗等与窄谱中波紫外线的联合应用可以进一步提高疗效,但鉴于对于多数患者这种联合的必要性不大,而且不能完全除外同时应用 TNF-α 抑制剂等生物制剂和紫外线疗法有增加皮肤恶性肿瘤的风险,因此不推荐将生物治疗联合紫外线光疗作为常规的治疗方案;③联合传统系统药物:依那西普等生物制剂联合甲氨蝶呤可提高疗效,英利西单抗等生物制剂联合甲氨蝶呤可减少 ADA 的产生,单用生物制剂疗效不满意或长期维持疗效不稳定者,可联合应用阿维 A,不推荐生物制剂与

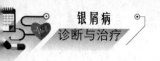
环孢素等其他免疫抑制剂联合应用;④不同生物制剂的联合应用:虽然部分病例报告或病例系列分析中将不同生物制剂联合应用于难治性银屑病,但这种联合使用的安全性和有效性仍未可知,理论上不同生物制剂联用更容易带来严重感染或恶性肿瘤的风险,因此不推荐作为常规选择。

各种生物制剂的临床应用

1. 依那西普

是一种重组全人源可溶性 TNF-α 受体蛋白,由人类 TNF-α 受体 P75 胞外段的二聚体与 IgG1 的 Fc 段连接而成,能竞争性地与血中 TNF-α 结合,阻断它和细胞表面 TNF-α 受体结合,降低其活性。

(1) 适应证:我国批准依那西普的生物类似物用于成人中重度斑块状银屑病的治疗。美国和欧洲 FDA 均批准依那西普用于治疗中重度斑块状银屑病和关节病型银屑病。文献中报道的超适应证应用包括脓疱型和红皮病型银屑病。

(2) 使用方法:推荐 25 mg 每周 2 次或 50 mg 每周 1 次,皮下注射。儿童(4~17 岁)用药剂量为每周 0.8 mg/kg。疗效欠佳时,维持治疗调整用量为 50 mg 每周 2 次,皮下注射。

(3) 疗效概况:国内多项随机对照试验显示,治疗 12 周 PASI75 应答率在 41%~76%。国外研究显示,每周 1 次和每周 2 次给予 50 mg 依那西普改善关节炎效果类似,但较高剂量对改善皮损更有效。欧洲银屑病指南(2015)推荐其与传统系统性药物(如甲氨蝶呤和阿维A)联合使用,以增加疗效。依那西普连续使用的疗效优于间歇治疗。

(4) 不良反应:注射部位红肿、瘙痒等反应是依那西普最常见的不良反应,大多为轻至中度,无须特殊处理,极个别患者可能需要停药并对症处理。较少见的不良反应还有头痛、眩晕、皮疹、失眠、上呼吸道感染等,大多无须处理。与其他TNF-α抑制剂相比,依那西普引起结核和乙型肝炎病毒(HBV)再激活的风险较低。一项为期5年评估依那西普长期治疗银屑病安全性的研究未发现其增加恶性肿瘤、非黑素瘤性皮肤肿瘤和严重感染的发生率。

2. 英利西单抗

是由鼠源性IgG的Fab段与人源性IgG的Fc段嵌合形成的TNF-α的单克隆抗体,能与可溶性及跨膜的TNF-α分子结合,阻断其与细胞表面的TNF-α受体结合,使TNF-α丧失生物学活性。

(1) 适应证:我国批准的适应证包括需要系统治疗且对环孢素、甲氨蝶呤或光疗、光化学疗法(PUVA)等系统治疗无效、禁忌或不能耐受的成人中重度斑块状银屑病以及关节病型银屑病。欧美等多数国家批准的适应证也是中重度斑块状银屑病和关节病型银屑病。文献中报告的超适应证应用包括脓疱型和红皮病型银屑病。

(2) 使用方法:首次给予5 mg/kg,然后在首次给药后的第2周和第6周及以后每隔8周各给予1次相同剂量静脉滴注,每次

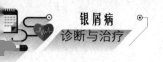

静脉输注时间不得低于 2 h,输注结束后应继续观察 1~2 h。若疗效不佳,维持治疗调整剂量为 5 mg/kg 每 6 周 1 次,静脉滴注。若患者在第 14 周后(即给药 4 次后、第 5 次给药前评估)没有满意疗效,不应继续给药。

(3) 疗效概况:一般于给药 2 周后即可出现疗效,通常于第 10 周时达到最佳疗效。国外大规模多中心研究表明,治疗 10 周后,75.5%~80%的患者可获得 PASI75 改善,并且 1 年内持续治疗较间断性治疗可维持更佳疗效。国内的 III 期临床数据显示,接受英利西单抗 5 mg/kg 治疗 10 周后,81%的患者可达到 PASI75 的疗效。

(4) 不良反应:输液反应是最常见的不良反应之一,一旦发生,应及时判断其严重程度,并采取降低输液速度、应用抗组胺药等措施,严重者应立即停止英利西单抗输注,并给予糖皮质激素等应对措施。对既往发生过输液反应的患者,再次输注前可给予异丙嗪 25 mg 肌内注射。上呼吸道感染也是常见不良反应。少见的严重不良反应包括 HBV 再激活、充血性心衰、严重感染(含败血症、机会性感染和结核病)、血清病样反应、系统性红斑狼疮/狼疮样综合征、脱髓鞘性疾病等。

3. **阿达木单抗**

是一种全人源化抗 TNF-α 的 IgG1 单克隆抗体,可特异性地与可溶性及跨膜的 TNF-α 分子结合,阻断 TNF-α 的生物学活性。与英利西单抗相比,阿达木单抗免疫源性低,刺激机体产生中和性抗体的能力减弱。

(1) 适应证:我国批准的适应证是需要系统治疗的 4 岁及 4

岁以上的中重度斑块状银屑病,国外批准的适应证还包括关节病型银屑病。文献中报告的超适应证应用包括脓疱型和红皮病型银屑病。

(2) 使用方法:首次剂量 80 mg,第 2 周 40 mg,此后每 2 周 40 mg,皮下注射。治疗 16 周未出现满意疗效时应慎重考虑是否继续治疗。治疗超过 16 周而疗效不充分的患者,可通过增加给药频率至每周 40 mg 来获益。

(3) 疗效概况:国内的 Ⅲ 期临床试验结果显示,在 12 周时 77.8% 的患者达到 PASI75 的疗效。国外为期 52 周的一项 Ⅲ 临床试验显示,在治疗 16 周时 71% 的患者(814 例)达到 PASI75 的改善,而随后的开放性研究表明,对于初始达到 PASI75 应答的患者,维持阿达木单抗治疗 3 年其疗效可稳定维持国外一项针对儿童(4—17 岁)中重度斑块状银屑病的随机双盲 Ⅲ 期临床研究显示,治疗 16 周后 75% 以上患儿达到 PASI75。另一项临床试验显示,治疗 16 周时 58% 患儿达到 PASI75。治疗关节病型银屑病亦疗效显著。

(4) 不良反应:最常报告的不良反应是感染(如鼻咽炎、上呼吸道感染和鼻窦炎)、注射部位反应(红斑、瘙痒、出血、疼痛或肿胀)、头痛和骨骼肌肉疼痛;其他不良反应还有全身性感染、皮肤肿瘤、过敏反应、血液异常、高血压、代谢异常等;少见的严重不良反应包括致死性感染、心衰、恶性肿瘤、乙肝复发等。

4. 赛妥珠单抗

CIMZIA 是一种全人源化抗 TNF-α 的单克隆抗体,可选择性地中和 TNF-α,抑制炎症反应。

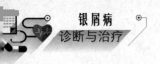

(1) 适应证:我国尚未上市,美国 FDA 获批用于活动期的关节病型银屑病患者。

(2) 使用方法:推荐初始剂量 400 mg 和第 2、4 周时,接着每 2 周 200 mg,维持治疗每 4 周 400 mg,皮下注射。若疗效欠佳,维持治疗可每 2 周 400 mg,皮下注射。

(3) 疗效概况:在一项多中心、随机化、双盲、安慰剂对照试验(PsA001)在 409 例患者年龄 18 岁和 18 岁以上有活动性关节病型银屑病患者中评估 CIMZIA 的疗效和安全性。在以上研究中患者关节病型银屑病依据(CASPAR)分类标准定义。结果提示,在治疗 12 周后,患者使用 CIMZIA 实现 ACR20, 50 和 70 反应的百分率快于安慰剂组。但尚未确定在有斑块银屑病患者治疗中 CIMZIA 的安全性和疗效。

(4) 不良反应:最常见不良反应为上呼吸道感染、皮疹和泌尿道感染。此外,还可能引起侵袭性真菌感染、淋巴瘤和其他恶性肿瘤、心衰、过敏性反应、乙肝、脱髓鞘疾病、血细胞减少或全血细胞减少、狼疮样综合征等。

5. 乌司奴单抗

是 IL-12 和 IL-23 的共同亚单位 p40 的全人源化单克隆 IgG1 抗体,可阻断其与 T 淋巴细胞、自然杀伤细胞以及抗原提呈细胞表面 IL-12Rβ1 受体结合,从而阻断幼稚 T 淋巴细胞向 Th1 及 Th17 分化。

(1) 适应证:我国批准的适应证为对环孢素、甲氨蝶呤或 PUVA 等其他系统治疗疗效不满意、有禁忌或无法耐受的成人中重度斑块状银屑病。欧美国家批准的适应证包括中重度斑块状银屑病和关节病型银屑病。

(2) 使用方法:首次给予 45 mg,然后在第 4 周及以后每隔 12 周给予 1 次相同剂量皮下注射。对体重>100 kg 的患者,建议每次剂量为 90 mg。若疗效欠佳,维持治疗可增加用药剂量或者每 8 周用药 1 次。若患者在第 28 周(即给药 3 次后、第 4 次用药前评估)没有好转,应考虑停止给药。

(3) 疗效概况:国内Ⅲ期临床试验结果表明,治疗 12 周后, 82.5%的患者可达到 PASI75 的疗效。国外临床研究报告,乌司奴单抗 45 mg 或 90 mg 治疗 12 周时分别有 67.1%和 66.4%的患者达到 PASI75,且维持每 12 周治疗 1 次,疗效可维持至少 1 年。

(4) 不良反应:常见的不良反应有上呼吸道感染、鼻咽炎、头晕、头痛、口咽疼痛、腹泻、恶心、呕吐、皮肤瘙痒、背痛、肌痛、关节痛、疲乏、注射部位红斑疼痛。少见不良反应有蜂窝织炎、带状疱疹、过敏反应等。罕见不良反应有严重超敏反应、嗜酸性粒细胞性肺炎、剥脱性皮炎、红皮病型银屑病等。

6.古塞奇尤单抗

是一种人源单克隆 IgG1λ 抗体,可选择性结合白介素-23(IL-23)的 P19 亚单位并抑制其与 IL-23 受体的相互作用。

(1) 适应证:美国 FDA 获批用于系统性治疗的成人中重度斑块状银屑病患者。

(2) 使用方法:推荐剂量为第 0、4 周时给予 100 mg,维持治疗每 8 周 1 次相同剂量,皮下注射。治疗 16 周后仍未应答的患者应考虑停止用药。

(3) 疗效概况:NAVIGATE 研究在第 16 周对乌司奴单抗、

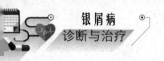

司库奇尤单抗应答不足(即未达到"清除"或"极轻度"应答,定义为 IGA≥2)的患者中评估了古塞奇尤单抗的疗效。12 周后,古塞奇尤单抗组达到 PASI90 应答率的患者比例高于乌司奴单抗组。第 48 周时 PASI90 应答率,古塞奇尤单抗优效于司库奇尤单抗。

(4) 不良反应:常见的为感染、转氨酶升高、头痛、腹泻、荨麻疹、关节痛,少见的为超敏反应、注射部位疼痛。

7. 瑞莎珠单抗

是全人源 IgG1λ 单克隆抗体,可与 IL-23p19 亚基选择性结合,能够有选择性地阻断 IL-23 信号通路,抑制炎症反应。

(1) 适应证:我国尚未上市,2019 年欧盟 FDA 获批于适合系统疗法或光疗的成人中度至重度斑块状银屑病患者。

(2) 使用方法:推荐剂量为 150 mg(75 mg 注射 2 次),在第 0、4 周及其后每 12 周皮下注射 150 mg。

(3) 疗效概况:在斑块状银屑病的临床发展研究中,共有 2 234 名受试者接受了 SKYRIZI 治疗。在这些患者中,有 1 208 名银屑病患者暴露于 SKYRIZI 至少一年。汇总安慰剂和主动对照研究的数据,以评估 SKYRIZI 长达 16 周的安全性。

(4) 不良反应:最常见的为感染。

8. 替拉珠单抗

是全人源单克隆抗体,可与 IL-23p19 亚基选择性结合,能够有选择性地阻断 IL-23 信号通路,抑制炎症反应。

(1) 适应证:我国尚未上市,2018 年欧美 FDA 获批用于系统疗法或光疗疗效不佳的成人中度至重度斑块状银屑病患者。

（2）使用方法：推荐剂量为 100 mg，在第 0、4 周分别进行皮下注射，之后每 12 周 100 mg 皮下注射；若病情急性加加重或体重≥90 kg 时，维持治疗为每 12 周 200 mg 皮下注射。

（3）疗效概况：这项批准主要是基于 2 项关键性Ⅲ期临床研究(reSURFACE-1，reSURFACE-2)的数据。这 2 项研究均为随机、安慰剂对照、多中心临床研究，入组病例数超过 1 800 例，在全球 200 多个临床试验机构开展。研究的主要重点为：在治疗第 12 周时，与安慰剂组相比，替拉珠单抗治疗组达到 75％的皮肤清除率(银屑病面积敏感指数或 PASI75)和医师整体评估量表(PGA)评分为 0(清除)或 1(最小)的患者比例。数据显示，替拉珠单抗 100 mg 治疗组在治疗第 12 周、第 28 周平均有 63％、77％的患者达到 PASI75 缓解(reSURFACE-1 研究中分别为 64％和 80％，reSURFACE-2 研究中分别为 61％和 74％)。此外，替拉珠单抗 100 mg 治疗组在治疗第 12 周、第 28 周平均有 57％、66％的患者达到医师整体评估量表(PGA)评分为 0(完全清除)或 1(几乎完全清除)。此外，与安慰剂和依那西普相比，接受替拉珠单抗治疗的患者达到 PASI90 和 PASI100 的比例更高。接受替拉珠单抗治疗 28 周期间实现缓解的患者中，超过 92％的患者在一年后能够维持 PASI75 缓解。

（4）不良反应：最常见的为上呼吸道感染、注射部位反应和腹泻。

9. 司库奇尤单抗

是一种全人源化单克隆抗 IL-17A 细胞因子 IgG1κ 抗体，可在不影响机体其他免疫功能的基础上抑制 IL-17A 激活角质形

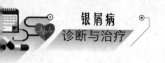

成细胞与产生炎症反应,具有高度选择性。

(1) 适应证:我国批准司库奇尤单抗用于治疗符合系统治疗或光疗指征的成人中重度斑块状银屑病。美国和欧洲等国家批准的适应证还包括关节病型银屑病。国外文献中有用于脓疱型银屑病的报道,但应慎用,并且只有当其他药物无效或不耐受时才考虑使用。

(2) 使用方法:每次 300 mg(150 mg 注射 2 次),分别在第 0、1、2、3、4 周皮下注射,随后维持治疗为每 4 周相同剂量给药 1次。既往研究显示,部分患者每次 150 mg 即可获得满意疗效,因此对于体重低于 50 kg 的患者也可尝试使用 150 mg 剂量。

(3) 疗效概况:国外多项随机双盲对照的Ⅲ期临床试验结果表明,司库奇尤单抗疗效优于依那西普组和乌司奴单抗组。其中一项研究表明,300 mg 组在治疗 16 周时 93.1% 的患者达到PASI75 改善,82.9% 的患者达到 IGA 评分“清除”或“几乎清除”。

(4) 不良反应:常见的有上呼吸道感染、鼻咽炎、口腔疱疹、头痛、腹泻、荨麻疹等。较少见的不良反应为皮肤或口腔黏膜念珠菌感染、足癣、中性粒细胞减少、结膜炎等。在临床研究中司库奇尤单抗组和安慰剂组均观察到克罗恩病加重的病例。

10. 依奇珠单抗

是另外一种靶向中和 IL-17A 的人源化 IgG4 单克隆抗体,同样可高度选择性抑制 IL-17A 激活角质形成细胞与产生炎症反应。

(1) 适应证:2016 年被美国 FDA 获批用于治疗适合全身治疗的成人中重度斑块状银屑病患者。

（2）使用方法：推荐剂量为首次皮下注射 160 mg（80 mg 注射 2 次），之后分别在第 2、4、6、8、10 和 12 周各注射 80 mg，然后维持剂量为 80 mg 每 4 周 1 次。若疗效欠佳，维持治疗可每 2 周用药 1 次。

（3）疗效概况：众多随机双盲对照的全球Ⅲ期临床试验证实了依奇珠单抗的有效性，包括在与依那西普的头对头临床试验（UNCOVER-2 & UNCOVER-3）和与乌司奴单抗头对头临床试验（IXORA-S）中，依奇珠单抗均显示出了更好的皮损全面清除（包括 PASI100）能力，且起效速度更快。

（4）不良反应：整体不良反应与同类 IL-17 抑制剂相似。

11. 布罗达单抗

是一种新型针对 IL-17RA 受体的全人源 $IgG2\kappa$ 抗体，可与白介素(IL)-17 受体结合，阻断多种 IL-17 细胞因子(A、F、A/F、C、E)与受体结合，抑制炎症信号传递，而 IL-17 通路是引起和促进炎症过程的关键作用所在。

（1）适应证：2016 年 7 月在欧美和日本获批用于斑块状银屑病、关节病型银屑病、红皮病型银屑病和脓疱型银屑病。目前布罗达单抗在中国的适应证：用于适合系统治疗或光疗的成人中重度斑块状银屑病。

（2）使用方法：推荐剂量为首次皮下注射 210 mg，之后分别在第 1、2 周各注射 210 mg，此后每 2 周 1 次皮下注射。如果患者在用药过程中出现克罗恩病，请停用该药品；在 12 至 16 周内仍未达到目标，请考虑停止治疗。用药期间避免同时使用活疫苗。

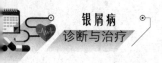

(3) 疗效概况:AMAGINE-2 是布罗利尤单抗的三期临床试验之一,它纳入欧美地区 142 个临床中心的 1 831 名患者,布罗利尤单抗 210 mg 组 12 周有 42%的患者达到皮损完全清除(PASI100),52 周有 56%的患者达到 PASI100;而在日本的临床试验中,布罗利尤单抗 210 mg 组在 12 周和 52 周的 PASI100 分别达到59.5%和 63.9%。

(4) 不良反应:最常见的为关节痛,头痛,疲劳,腹泻,口咽痛,恶心,肌痛,注射部位反应,流感,中性粒细胞减少症和癣感染。

特殊人群如何合理安全地使用生物制剂

基于我国人群结核病和乙型肝炎患病率较高的现实,人口老龄化逐年上升,特殊人群的合理用药越来越受到我国临床医生的关注。因此,我们对妊娠与哺乳期患者、儿童患者、肝炎患者、结核患者、恶性肿瘤患者、外科手术患者、各种机会感染患者、疫苗接种患者及其他系统疾病患者的合理使用生物制剂,作出了以下详细用药解说。

1. 妊娠与哺乳期患者

生物制剂作为妊娠期斑块状银屑病的三线治疗,对于严重或不稳定病例以维持母体健康具有非常重要的意义,在患者充分知情同意下可考虑使用。目前已经上市的生物制剂,美国 FDA 的妊娠期安全性评级均为 B。到目前为止,在动物实验或接受生物治疗患者的后代中很少有生殖毒性或致畸的报告。在妊娠期以及计划妊娠的人群中使用 TNF-α 抑制剂一般认为是安全的，但不排除少数情况下会增加感染的风险。赛妥珠单抗的胎盘通过率相对较小，孕妇使用更为安全。英利西单抗和乌司奴单抗已被证明可通过动物乳汁分泌，而且这些药物在胎儿和婴儿中的安全性尚没有明确，因此，在治疗过程中应避免母乳喂养。迄今尚无针对孕期使用司库奇尤单抗的足够数据，尚不清楚司库奇尤单抗是否分泌到乳汁中，鉴于其对母乳喂养婴儿潜在不良反应的风险尚不明确，医师应当权衡利弊，决定是否在治疗期间和治疗后 20 周内停止母乳喂养或停止治疗。

对于计划妊娠的备孕期女性，推荐怀孕前各种生物制剂的停药时间分别为：依那西普 3 周、阿达木单抗 20 周、英利西单抗 24 周、司库奇尤单抗 20 周、乌司奴单抗 15 周。对于妊娠期泛发性脓疱型银屑病，当使用环孢素和（或）系统糖皮质激素治疗无效或存在禁忌证，且患者和胎儿的生命处于危险时，可考虑使用 TNF-α 抑制剂。

2. 儿童患者

由于生物制剂在我国应用的时间较短，国内使用生物制剂治疗银屑病患儿的临床数据很少，目前我国银屑病患儿使用生物制剂主要参考国外 FDA 或 EMA 的推荐意见。

（1）TNF-α 抑制剂

① 依那西普，是第一个批准用于治疗儿童中重度斑块型银屑病的生物制剂，在美国被批准用于治疗 4～17 岁的患者，在欧洲则被批准用于 6 岁及以上患儿。国外一项为期 5 年的、针对 182 名 4～17 岁重症银屑病患儿的研究表明，5 年内使用依那西

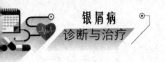

普的儿科患者有 60%～70%实现 PASI75，30%～40%实现 PA-SI90。依那西普还常被用于治疗关节病型银屑病。温德沙尔 (Windschall)等针对多种类型关节炎的研究结果显示，在使用依那西普治疗后，关节晨僵、压痛等症状明显好转，受累关节活动度增加，受累关节数量减少 40%。

② 英利西单抗，目前尚未有任何国家准其用于儿童银屑病，缺乏英利西单抗用于治疗儿童银屑病的大样本研究，只有少量用于泛发性脓疱型银屑病的病例报告。

③ 阿达木单抗，2020 年 3 月 26 日，阿达木单抗在中国被批准用于儿童斑块型银屑病，是国内首个且唯一获批的用于儿童银屑病的生物制剂。在欧洲，阿达木单抗被批准用于 4 岁及 4 岁以上的重症斑块型银屑病患者，我国 2020 年批准阿达木单抗为 4 岁以上儿童中重度银屑病治疗用药。国外一项Ⅲ期随机双盲临床试验，对 13 个国家 114 名 4～18 岁局部治疗无效的重症斑块型银屑病患儿给予阿达木单抗治疗，对照组采用甲氨蝶呤治疗。经过 16 周的治疗后，银屑病患儿 PASI75 应答率在实验组达到 58%，而对照组只有 32%。该研究的长期延伸研究在完成 16 周的初始治疗后增加 36 周的停药期、16 周的复治期和 52 周的长期延长期，114 名银屑病患儿中有 108 名接受进入长期治疗。结果表明在进行 52 周的阿达木单抗长期治疗后，药物有效率明显高于初始治疗 16 周的应答率，提示阿达木单抗疗效维持较久。另外一项国外为期 52 周的多中心真实世界研究回顾性地分析了 54 名 6～17 岁的重症斑块型银屑病患儿对阿达木单抗治疗的效果和安全性。在第 16 周，29.6%的患儿实现 PASI90，

55.5％的患儿实现 PASI75，到第 24 周，实现 PASI90 的患儿人数达到55.5％，而实现PASI75的患儿人数达到 74.0％。

④ 赛妥珠单抗，目前尚未被任何国家准其用于儿童银屑病。

（2）IL-12/IL-23 抑制剂

乌司奴单抗，被欧盟准用于治疗 12 岁及以上的中重度斑块型银屑病的患者，但在国内尚未获得批准儿童银屑病适应证。国外一项Ⅲ期、随机、安慰剂对照研究，用乌司奴单抗治疗 110 名 12～17 岁斑块型银屑病的患儿，80.6％的患儿在治疗 12 周后实现 PASI75，61.1％的患儿治疗后实现 PASI90。今年，另一项针对 6～12 岁斑块型银屑病的Ⅲ期、开放标签、单臂、多中心研究，对 44 名患儿为期 52 周的治疗数据显示，在第 12 周，84.1％的患儿实现PASI75，63.6％的患儿实现 PASI90。

（3）IL-23 抑制剂

① 古塞奇尤单抗，在儿童银屑病治疗上尚无获批，只有少部分的斑块型银屑病和点滴型病例报道。但其治疗儿童银屑病的临床实验正在开展（NCT03451851）。

② 瑞莎珠单抗，在儿童银屑病治疗上尚无获批，目前尚不清楚 SKYRIZI 在 18 岁以下的儿童中是否安全有效。

（4）IL-17 抑制剂

① 司库奇尤单抗，2020 年被欧盟批准用于 6 岁以上中重度斑块型银屑病，我国尚未批准将其用于 18 岁以下儿童银屑病，仅有少数儿童银屑病用药的报道。

② 依奇珠单抗，2020 年 3 月美国 FDA 批准依奇珠单抗用于 6～18 岁儿童中重度银屑病的治疗，基于国外一项针对 6～18

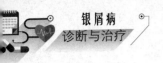

岁儿童中重度斑块型银屑病患儿的为期108周的Ⅲ期多中心、随机、双盲、安慰剂对照研究,171名患者被分为依奇珠单抗治疗组(115人)或安慰剂对照组(56人),治疗组在第12周时患儿PASI75达到89%,PASI50达到92%。在紧急不良事件方面,依奇珠单抗治疗组发生率达56%,安慰剂对照组达45%。

③ 布罗达单抗,目前尚未被批准用于儿童银屑病,并且由于报道的可能的自杀风险,被FDA限定该药物只能通过Siliq风险评估和减灾战略(REMS)项目获取。目前关于布罗达单抗治疗儿童斑块型银屑病的临床实验也正在开展(NCT02471144)。

3. 肝炎患者

使用生物制剂前应明确HBV、HCV的感染状态和肝功能,对于肝炎病毒携带者,还应检查外周血病毒携带水平。急性病毒性肝炎患者禁用生物制剂;HBV高度复制($>10^4$拷贝/ml)或肝功能异常(ALT或AST水平升高超过正常上限≥2倍)的患者,不宜使用生物制剂;HBV轻度复制($10^3\sim10^4$拷贝/ml)且肝功能正常者,建议同时行抗病毒治疗;HbsAg阳性、HBV无复制且肝功能正常者,可应用生物制剂。HbsAg阳性患者应用生物制剂时,应每1~3个月监测肝功能、乙肝三系和外周血HBV DNA拷贝数,必要时请感染科会诊是否需要抗病毒治疗。

4. 结核患者

活动性结核病患者禁用生物制剂。对于潜伏结核和非活动性结核病患者,应慎用生物制剂。如必须使用,则应在治疗前先给予预防性抗结核治疗。各个国家制定的预防性抗结核治疗方案不尽一致,最新的WHO结核病治疗指南中提出了以下方案供参考:①异烟肼联合利福平,异烟肼成人剂量 5 mg/kg·d,儿童 10 mg/kg·d,最大剂量≤300 mg/d;利福平成人剂量 10 mg/kg·d,儿童 5 mg/kg·d,最大剂量≤600 mg/d,连续治疗 3～4 个月;②异烟肼单药治疗,剂量同上,连续治疗 6～9 个月;③利福平单药治疗,剂量同上,连续治疗 3～4 个月。由于我国结核病患者众多,且耐药结核病的比例较高,因此推荐联合治疗方案。接受预防性抗结核治疗至少 4 周后可开始使用生物制剂。

尽管用药前筛查及预防性抗结核治疗能够降低潜伏性结核活化的风险,但在使用生物制剂过程中,发生结核病的可能性仍然存在,因此应严密监测患者是否出现活动性结核的症状和体征,以及相关辅助检查指标。对于潜伏性结核病和非活动性结核病患者,经预防性抗结核治疗后启动生物治疗者,建议在使用生物制剂后第 3、6 个月复查胸部 X 线/CT、PPD/T-spot,之后每 6 个月复查 1 次,直到停药后 3 个月。对于使用 TNF-α 抑制剂的患者以及具有高危因素的人群,建议适当增加随访频率,并且告知患者在使用生物制剂治疗期间或治疗以后,若出现结核病症状(如持续性咳嗽、体重减轻和低热),应寻求医学指导。

5. 恶性肿瘤患者

目前尚没有明确的证据表明银屑病患者单用生物制剂可增加恶性肿瘤发生的风险,但考虑到生物制剂有导致肿瘤进展的潜在可能,因此应当在权衡病情利弊的基础上谨慎使用。对恶性肿瘤已行根治手术 5 年以上、目前明确无复发和转移的患者,在全面评估病情后可谨慎使用生物制剂。对生物制剂联合长期光疗或既往使用 UVA 或 PUVA 治疗超过 200 次的患者,需严

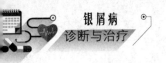

密监测皮肤癌的发生;当生物制剂联合其他免疫抑制剂治疗时,需密切监测、评估患者肿瘤发生及复发的情况。合并有淋巴系统恶性肿瘤的患者不建议使用生物制剂治疗。

6. 外科手术患者

生物制剂对围手术期的影响尚缺少大样本、确凿的研究数据。尽管有研究显示,手术前停用或者继续使用 TNF-α 抑制剂并不影响包括感染在内的手术并发症的发生,但生物制剂理论上确有可能影响伤口愈合及增加感染的风险,故通常建议中等风险手术(如泌尿道、胸部、腹部、头颈部手术等)及高风险手术(如复杂的胸腹及泌尿生殖手术、感染部位手术等)患者先停用生物制剂后 3~5 个半衰期再进行择期手术。也有专家建议,末次用药后阿达木单抗至少停用 2 周、英利西单抗至少停用 4 周、乌司奴单抗至少停用 8 周才可进行手术。手术后无感染征兆且伤口愈合良好的情况下可以重新启用生物制剂治疗。而对于低风险手术(如消化道、泌尿道、呼吸道的内镜手术,牙科治疗,皮肤手术,乳腺活检或切除,眼部手术,整形手术或关节置换等)患者生物制剂的使用不受影响。

7. 疫苗接种患者

对正在接受生物制剂治疗的患者,可以接种灭活疫苗或重组疫苗,但不能接种活疫苗。如需接种活疫苗,接种时间最好在开始生物制剂治疗前的 4 周,或在停药后 2~3 个半衰期之后。例如,依那西普在最后 1 次用药后 2~3 周、英利西单抗在最后 1 次输注后 6 个月、乌司奴单抗在停药后 15 周方可接种活疫苗。接种带状疱疹活疫苗需要停药 12 个月。接种活疫苗 4 周后方可行生物制剂治疗。由于生物制剂有可能经胎盘传递给胎儿,因此,在妊娠16周之后使用生物制剂者,其分娩的婴儿出生后6个月内应被视为免疫抑制状态,避免接种活疫苗。

8. 其他系统疾病患者

既往或目前患有严重血液系统疾病(如全血细胞减少症、再生障碍性贫血)、有脱髓鞘疾病家族史或提示症状、心功能Ⅰ或Ⅱ级充血性心力衰竭的患者,应用生物制剂前应权衡利益与风险,治疗过程中需密切观察。

9. 其他机会性感染患者

机会性感染如李斯特菌病、球孢子菌病或组织胞浆菌病亦有报道,但发生率极低。生物制剂禁用于活动性感染患者。对发生严重细菌及机会性感染的患者,应立即停用生物制剂。在注射生物制剂前,对于未曾获水痘的患者或未注射疫苗的患者,应考虑接种水痘—带状疱疹疫苗。对于HIV感染的患者,应先抑制HIV病毒载量后慎用生物制剂。

(陆家晴)

银屑病的中医治疗

银屑病中医治疗的优势在哪

　　银屑病是一种病因不清、病程长、易复发、顽固难治的慢性炎症性皮肤病。目前临床上仍无法根治。中医认为银屑病总由营血亏虚，血热内蕴，化燥生风，肌肤失养而成。中医对银屑病的治疗重在分析病因，在治疗与防复方面亦有独特见解，临床根据皮损特征及病程变化，结合患者体质、伴随症状及舌脉，辨证选用适宜的内外治方法。进行期以清热凉血为主，静止期、退行期以养血润燥、活血化瘀为主。其优势在于：①注重整体观念，结合全身和饮食，以内治外，综合调理，改善体质，平衡阴阳，通肤泄毒，保证"进出口"平衡。②讲究辨证施治，针对不同的人群，银屑病的治疗也会有所差异。如儿童银屑病患者、银屑病合并妊娠患者、老年患者的治疗都各有侧重。除此之外，患者是什么类型的疾病、什么体质、病情进展到什么程度，都要进行准确的辨证论治。③中医是祖国的伟大宝库，长期的临床实践证明了其对银屑病治疗有显著疗效，且毒副作用小，更适合患者长期调养治疗的需要。中草药取自天然，不会在治病之余产生其他的不良不良反应，安全可靠，效果温和，还能减少激素药物的使用。

银屑病的中医辨证分型有哪些

1. 血热证，相当于寻常型银屑病进行期，皮疹多呈点滴状，发展迅速，颜色鲜红，层层鳞屑，瘙痒剧烈，抓之有点状出血。新的皮疹不断增多或者迅速扩大。伴口干舌燥，咽喉疼痛，可见乳蛾，心烦易怒，大便干燥，小便黄赤。舌质红，苔薄黄，脉弦滑或数。以清热凉血，解毒消斑为治则，常用方药为犀角地黄汤或凉血解毒汤加减（犀角改水牛角）。组方：水牛角、牡丹皮、生地黄、赤芍、土茯苓、生槐花、紫草、草河车、白鲜皮、赤芍。咽喉肿痛者，加板蓝根、射干、玄参；因感冒诱发者，加银花、连翘；大便秘结者，加生大黄。

2. 血燥证，相当于寻常型银屑病静止期、退行期，病程较久，皮疹多呈斑片状，颜色淡红，鳞屑减少，干燥皲裂，自觉瘙痒，伴口咽干燥，舌质淡红，苔少，脉缓或沉细。兼肝郁症：情志抑郁，胸胁苦满，善太息，脉弦。兼脾虚症：便溏，纳呆，腹胀，舌体胖大、有齿痕，脉濡。以养血润燥，解毒祛风为治则。常用方药为当归饮子或养血润燥汤加减。组方：当归、白芍、川芎、生地黄、白蒺藜、防风、荆芥、何首乌、黄芪、甘草、丹参、麦冬、玄参、鸡血藤、土茯苓。肝郁者：加郁金、柴胡、焦栀子、牡丹皮等；脾虚者，加炒白术、山药、茯苓；风盛瘙痒明显者，加白鲜皮、乌梢蛇。

3. 血瘀证，相当于寻常型银屑病静止期，皮损反复不愈，皮疹多呈斑块状，鳞屑较厚，颜色暗红。女性可有月经色暗，或夹

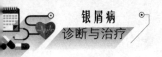

有血块。舌质紫暗有瘀点、瘀斑,脉涩或细缓。兼血虚症:面色萎黄或淡白,爪甲淡,月经延后或色淡量少,舌质淡苔薄,脉沉或细。以活血化瘀,解毒通络为治则。常用方药为桃红四物汤或活血解毒汤加减。组方:桃仁、红花、当归、赤芍、生地黄、川芎、莪术、鬼箭羽、鸡血藤、丹参、白花蛇舌草。病程日久,反复不愈者,加土茯苓、白花蛇舌草、蜈蚣;皮损肥厚色暗者,加三棱、莪术;月经色暗,经前加重者,加益母草、泽兰。兼血虚者,加当归、丹参、鸡血藤、川芎等。

4. 湿毒蕴阻证,相当于反转性银屑病或掌跖脓疱病,皮损多发生在腋窝、腹股沟等皱褶部位,红斑糜烂,痂屑黏腻,瘙痒剧烈;或掌跖红斑、脓疱、脱皮。或伴关节酸痛、肿胀,下肢沉重,头身困重。舌质红,苔黄腻,脉滑。以清利湿热,解毒通络为治则。常用方药为萆薢渗湿汤加减。组方:萆薢、薏苡仁、黄檗、茯苓、牡丹皮、泽泻、滑石、通草。脓疱泛发者,加蒲公英、紫花地丁、半枝莲;关节肿痛明显者,加羌活、独活、秦艽、忍冬藤;瘙痒剧烈者,加白鲜皮、地肤子。

5. 火毒炽盛证,相当于脓疱型银屑病,全身皮肤潮红、肿胀、灼热痒痛,大量脱皮,或有密集小脓疱。伴壮热,口渴,头痛,畏寒,大便干燥,小便黄赤。舌红绛,苔少,脉弦滑数。以清热泻火,凉血解毒为治则。常用方药为黄连解毒汤合五味消毒饮加减。组方:生地黄、牛蒡子、黄连、栀子、桔梗、黄芩、知母、赤芍、玄参、连翘、淡竹叶、甘草、牡丹皮。寒战高热者,加生玳瑁;大量脱皮,口干唇燥者,加玄参、天花粉、石斛;大便秘结者,加生大黄。

6. 风湿阻络证,相当于关节病型银屑病,皮疹红斑不鲜,鳞屑色白而厚,抓之易脱,关节肿痛,活动受限,甚至僵硬畸形。伴形寒肢冷。舌质淡,苔白腻,脉濡滑。兼阳虚症:面色萎黄或淡白,畏寒肢冷,喜热饮,唇色淡,小便清长,脉沉或弱。以祛风化湿、活血通络为治则。常用方药为独活寄生汤合三藤加减。组方:独活、寄生、杜仲、牛膝、细辛、秦艽、茯苓、桂枝、防风、川芎、甘草、当归、芍药、地黄、雷公藤、首乌藤、鸡血藤。阳虚者,加黄芪桂枝肉桂等。

7. 热毒伤阴证,相当于红皮病型银屑病,全身皮肤潮红、肿胀、灼热痒痛,大量脱皮,伴口干口渴,五心烦热,大便干燥,小便黄赤。舌红绛,少苔或无苔,脉细数。以清热解毒、养阴凉血为治则。常用方药为清营汤合生脉饮加减。组方:水牛角、生地、银花、连翘、元参、黄连、竹叶心、丹参、麦冬、人参、五味子。

银屑病常用的口服中成药有哪些

1. 消银颗粒(胶囊或片),成分:地黄、丹皮、赤芍、当归、苦参、金银花、牛蒡子、蝉蜕、白鲜皮、防风、大青叶、红花。功效:清热凉血,养血润燥,祛风止痒。适应证:用于血热风燥型和血虚风燥型白疕。用法用量:开水冲服(或口服),3.5 g/次(5~7粒或片),3次/d,1个月为1个疗程。不良反应及禁忌尚不明确。

2. 复方青黛胶囊(丸或片),成分:马齿苋、土茯苓、白鲜皮、白芷、青黛、紫草、丹参、蒲公英、贯众、粉草薢、乌梅、五味子、山

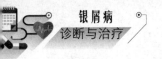

楂、建曲。功效:清热解毒,消斑化瘀,祛风止痒。适应证:进行期银屑病。用法用量:口服,4粒/次(6 g或4片),3次/d。不良反应:胃部不适、腹痛、稀便等消化道症状。禁忌:孕妇、脾胃虚寒及胃部不适者慎用。

3. 克银丸,成分:土茯苓、白鲜皮、北豆根、拳参。功效:清热解毒,祛风止痒。适应证:用于皮损基底红,便秘,尿黄属血热风燥证银屑病。用法用量:口服,100粒/次(1袋),2次/d。不良反应:肝损害和剥脱性皮炎。禁忌:尚不明确。

4. 润燥止痒胶囊,成分:何首乌、制首乌、生地、桑叶、苦参、红活麻。功效:养血滋阴,祛风止痒,润肠通便。适应证:用于血虚风燥所致的皮肤瘙痒,痤疮,便秘。用法用量:口服,4粒/次,3次/d,2周为1个疗程。不良反应:尚不明确。禁忌:尚不明确。

5. 郁金银屑片,成分:秦艽、郁金(醋制)、莪术(醋制)、当归、桃仁、红花、马钱子粉、土鳖虫、乳香(醋制)、香附(酒制)、大黄、木鳖子(去壳砸碎)、雄黄、石菖蒲、关黄檗、皂角刺、玄明粉、青黛。功效:疏通气血,软坚消积,清热解毒,燥湿杀虫。适应证:银屑病。用法用量:口服,3～6片/次,2～3次/d。不良反应:尚不明确。禁忌:运动员慎用。

6. 八宝五胆药墨,成分:水牛角浓缩粉、羚羊角、麝香、冰片、珍珠、蟾酥、牛黄、朱砂、牛胆、熊胆、蛇胆、猪胆、川芎、青鱼胆、藕节、红花、小蓟、大蓟、白茅根、夏枯草、牡丹皮丁香。功效:消炎解毒,活血止痛,凉血止血,消肿软坚,防腐收敛。适应证:用于吐血,咯血,鼻衄,便血,赤白痢下,痈疽疮疡,无名肿毒,顽癣、皮炎、湿疹等。用法用量:口服:捣碎后用开水冲服,0.5 g/次,2次/d,

小儿酌减。外用:取适量,加水磨浓汁涂患处。不良反应:尚不明确。禁忌:孕妇忌服;凡疔疮、囊肿表面已溃处禁用。

7. 雷公藤、昆明山海棠,功效:抗炎镇痛、免疫调节、改善血流、抗菌和杀虫作用。主要剂型有单味药、糖浆、冲剂、片剂。适应证:可用于寻常型、红皮病型、掌跖脓疱型和关节病型银屑病。

8. 雷公藤总贰片,成分:雷公藤总贰。功效:祛风解毒、除湿消肿、舒筋通络。有抗炎及抑制细胞免疫和体液免疫等作用。适应证:同雷公藤;用法用量:30~60 mg/d, 3 次/d。不良反应:性腺抑制、骨髓移植及胃肠道反应,并可由逆行性肝酶升高和血肌酐清除率下降,有生育要求的男女禁用。用药期间应定期监测血常规及肝功能。

9. 火把花根片,功效:祛风除湿,舒筋活络,清热解毒。适应证:适用于风湿性、类风湿性关节炎、慢性肾炎、系统性红斑狼疮、血管炎、脉管炎、银屑病、硬皮病等。用法用量:口服,2 片/次,3 次/d。不良反应:性腺抑制、骨髓抑制和胃肠道反应。禁忌:孕妇、哺乳期妇女、有生育要求的男女或患有肝脏疾病等严重全身病症者禁用;患有骨髓造血障碍者、消化性溃疡直肠溃疡活动期及严重心律失常者禁用。

10. 白芍总苷胶囊,成分:中药白芍中提取的有效单体。功效:免疫调节、抗炎镇痛、养阴保肝作用。适应证:寻常型银屑病的辅助治疗,可缓解关节肿胀疼痛、皮损干燥脱屑,应用维 A 酸类或甲氨蝶呤时配合服用可缓解口唇干燥、脱皮,减少肝损。用法用量:600 mg/次,2~3 次/d。不良反应:偶有软便,不需处理,可以自行消失。

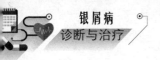

银屑病常用的外用中药药膏有哪些

1. 青鹏软膏,成分:棘豆、亚大黄、铁棒锤、诃子(去核)、毛诃子、余甘子、安息香、宽筋藤、人工麝香。功效:具有抗炎、镇痛、消肿、活血化瘀、改善微循环和抗菌等作用。适应证:各种证型的寻常型银屑病。不良反应及禁忌:尚不明确。

2. 冰黄肤乐软膏,组成:大黄、姜黄、硫黄、黄芩、甘草、冰片和薄荷脑。功效:清热燥湿,活血祛风,止痒消炎。适应证:各种证型的寻常型银屑病。不良反应及禁忌:尚不明确。

3. 黄连膏,成分:黄连、当归、黄檗、生地黄、姜黄。功效:清热解毒,活血止痒。适应证:有血热证型的银屑病。

银屑病常用的注射用中成药有哪些

1. 丹参注射液,成分:丹参。功效:活血化瘀,通脉养心。适应证:偏重于血瘀型银屑病。用法用量:静脉注射,4 mL/次(用50%葡萄糖注射液 20 mL 稀释后使用),1～2 次/d;静脉滴注,10～20 mL/次(用 5%葡萄糖注射液 100～500 mL 稀释后使用),1次/d。不良反应:偶见过敏反应。禁忌:对本类药物有过敏或严重不良反应病史患者禁用。

2. 清开灵注射液,成分:胆酸、珍珠母、猪去氧胆酸、栀子、水牛角、板蓝根、黄芩苷、金银花。功效:清热解毒,镇静安神。适应证:血热证银屑病,用法用量:静脉滴注,20～40 mL/d,以10%葡萄糖注射液200 mL或氯化钠注射液100 mL稀释后使用。不良反应及禁忌:尚不明确。

3. 喜炎平注射液,成分:穿心莲内酯磺化物。功效:清热解毒、止咳止痢。适应证:银屑病有热证表现者。用法用量:肌肉注射:成人50～100 mg/次,2～3次/d;小儿酌减或遵医嘱。静脉滴注:成人:250～500 mg/d,儿童:每日按体质量5～10 mg/kg(0.2～0.4 mL/kg),最高剂量不超过250 mg,以5%葡萄糖注射液或0.9%氯化钠注射液100～250 mL稀释后静脉滴注,1次/d。不良反应较少。禁忌:对本品或含有穿心莲内酯磺化物制剂过敏者禁用、有严重不良反应病史者禁用;1岁以下幼儿及孕妇禁用。

银屑病的中医特色外治疗法有哪些

中医特色外治疗法在银屑病等慢性病中发挥着独特的作用,其原理主要是通过人工或物理因素对人体局部直接作用和(或)对神经、体液的间接作用引起人体反应,从而调整和改善血液循环,加快新陈代谢,促进对细胞组织的修复,调节神经系统的功能,提高免疫功能,消除致病因素,改善病理过程,达到治病目的。银屑病常用的中医外治疗法如下述。

1. **中药药浴** 亦称"水疗",是指先将中草药制成煎剂过滤

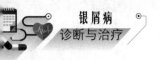

去渣后,再将煎液加入浴盆中进行全身浸浴的一种治疗方法。借助了药物的温暖氤氲之气,由表及里、通透润燥、温通经络、畅通气血,从而对机体发挥治疗效应。现代药理证实,药浴后能提高血液中某些免疫球蛋白的含量,可以将皮肤上的渗出物、痂皮、鳞屑等污染物清除,同时具有润肤止痒、清热凉血、解毒收敛的功效;能扩张皮肤的毛细血管,改善局部微循环,促进新陈代谢,加速患处组织的修复,促进皮损的消退,是值得推广的绿色方法。目前用中药药浴治疗银屑病虽然疗程较长,但具有方法简便,价格便宜,疗效确切,和毒副作用较小,缓解期长的优势。银屑病的临床发病具有冬重夏轻的特点,冬季寒冷干燥,人体皮毛肌肤腠理闭塞,气血凝滞,皮损瘙痒、脱屑加重。通过中药浸浴的作用,可滋润肌肤,活血理气,使病邪外泄。适用于各期寻常型银屑病。皮疹有破损、渗出,或皮疹鲜红及进展较快时,不宜使用。

2. **走罐** 是将走罐的部位事先涂抹润滑剂或药油、药膏等,在局部快速推拉罐体,对人体皮肤产生机械物理刺激,集拔罐、温灸、按摩、刮痧等诸多功效于一身。以疏通经络、调畅气血、养血润肤,还可提高肌肤表面对药物的吸收能力。对改善银屑病干燥、肥厚的皮损具有良好的效果。适用于斑块状银屑病。

3. **刺络拔罐** 是指用梅花针或三棱针在肢体特定腧穴、病灶处或病理反应点刺络出血,然后拔火罐并放出适量血液的一种疗法。研究表明刺络拔罐能够启动和激发局部的凝血和抗凝系统,从而改善患者血液高凝状态和抗凝血功能减弱状态,可使血黏度即刻下降,对改善微循环瘀滞、增强局部血供有显著作用。微血管类似中医经络学说中的孙络,起运行气血,输精排浊的作用。刺络拔罐是中医治疗银屑病的特色外治法之一,是拔罐和刺络放血相结合的治疗方法,具有消瘀去滞、通经活络、泻热解毒、活血、养血及调和阴阳之效。适用于顽固性斑块状银屑病。

4. **药物罐** 即在玻璃罐内盛贮少量的药汁,利用燃烧时火焰的热力,排除空气形成负压,将罐吸附在皮肤上的治疗方法。其原理为罐内负压使局部的毛细血管通透性变化,毛细血管破裂,少量血液进入组织间隙,红细胞受到破坏后出现溶血现象即罐痕。罐痕消退的过程称为吸收。药物罐内的药物热蒸汽对局部皮肤有温热刺激作用,温热刺激能使血管扩张,促进局部血液循环,加强局部皮损的新陈代谢,改善局部组织的营养状态,增强局部耐受性。在机体施治过程中产生行气活血、清热解毒、止痒止痛等作用。适用于各型银屑病。

5. **中药封包** 其原理是将治疗包中的中药活化物质转化为离子状态,使中药物的有效成分更易透过皮肤,直接作用于患病部位,从而更好地发挥各个药味的功效。通常采用保鲜膜进行患处封包,松紧适度,夏季时可在保鲜膜上扎透气孔,封包时间约为 2～6 h,以皮肤有潮热感为宜。适用于静止期及退行期寻常型银屑病及掌跖脓疱病。

6. **中药涂擦疗法** 是将由中药制成的膏剂或霜剂等直接涂于皮损处的外治疗法,常用具有清热解毒、凉血活血、润肤止痒功效的黄连膏、普连膏、甘草膏、青黛油膏等膏药,可起到清除皮损,润肤止痒,促使皮肤屏障修复的作用。一般每日 1～2 次。适

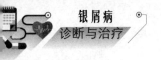

用于各型银屑病。

7. 火针　是将特制的火针或毫针在火上烧至发红或白后，快速刺人体一定部位或穴位，以治疗疾病的一种针灸疗法。其具体功效在于，通过加热的针体作用于腧穴，热量得以导入人体，从而达到温补经脉阳气、促进气血运行的治疗作用。既可表散外感风、寒、湿之邪，又可温煦体内阳气、化散内寒。运用火针直接施术在患处，其原理在于火针借助其火热强开外门，使热邪外泄体外，达到火郁发之之功。具有以热引热、行气活血、散结消肿等功效，可有效改善患者鳞屑肥厚的皮损，缩小皮损面积，减轻瘙痒。适用于寻常型银屑病的静止期及退行期和关节病型银屑病。

8. 电针针刺　电针刺治疗静止期斑块型银屑病，选取患者周身适宜的局限性斑块型皮损 1 处，在皮损边缘与正常皮损交界处每隔 2～3 cm 进行顺时针围刺，接电针加强针感，电针强度根据患者疼痛阈值的变化调整，20 min 后拔针。针刺能够对机体产生良性的调节作用，改善功能状态，促进局部组织和机体的新陈代谢，进而影响全身各生理功能系统和防卫、免疫功能。适用于寻常型银屑病的静止期及退行期。

9. 揿针　属于皮内针法的一种，其针具头大而末锐，形如图钉样。《灵枢·小针解》曰："言浅浮之病，不欲深刺也，深则邪气从之入。"可见揿针的浅刺法可用于治疗病位较浅的肌表疾病，针刺太深易引邪入内。揿针浅刺可行卫气、通络脉，久留针能养卫阳，标本兼治，达到补气活血、透疹止痒、通络止痛之效。适用于寻常型银屑病的静止期及退行期。

10. **臭氧水疗** 是通过水和臭氧气体的循环流动而提高臭氧水的浓度,利用臭氧水生成设备制取一定浓度的臭氧水,经输送管对靶部位进行治疗,作用于皮损部位,快速达到消炎、杀菌、止痒、止痛的功效,为患者提供最经济有效的治疗方案。而且,医用臭氧治疗质量浓度为 3.5～7.5 mg/L,是一个相当安全有效的浓度范围。适用于寻常型银屑病。

11. **穴位埋置** 是一种新兴的穴位刺激疗法,是针灸疗法在临床上的延伸和发展,是医学型材料与经络学说相结合的产物。穴位埋置治疗银屑病是在中医理论的指导下,以脏腑气血经络理论为基础,把可吸收线体埋植在相应腧穴和特定部位,利用其对穴位持续刺激作用,调整脏腑气血功能,达到治疗疾病的目的。线体埋入机体后,逐渐液化、吸收的过程为异体蛋白刺激人体的过程,有增强免疫功能的效应,提高机体的应激能力和营养代谢。它是一种综合效应的穴位刺激疗法,具有穴位封闭、针刺、放血、留针、组织疗法综合效应于人体的复合性治法,具备协调脏腑、平衡阴阳、疏通经络、调和气血、补虚泻实、扶正祛邪、平衡机体免疫力的作用。具有作用时间长,疗效持续,痛苦小,患者依从性好,费用合规等显著的优势。适用于寻常型银屑病的静止期及退行期。

12. **挑治** 选取耳尖部位,用手轻轻揉捏耳部,使局部充血。用三棱针或采血针对准耳尖穴行挑治疗法,使出血量达 8～10滴,最后用干棉棒压迫局部。具有活血化瘀、引邪外出、祛瘀生新等作用。可改善皮损局部血液循环,促进皮损恢复及调理全身气血等作用。适用于寻常型银屑病的进行期或点滴型银

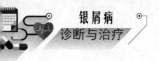
屑病。

13. **耳穴压丸**　耳穴压丸疗法是用胶布将王不留行籽粘贴于特定的耳穴,每次贴一侧 3～5 个耳穴,3～7 d(夏季 2～4 d)更换另一侧。患者每日自行按压数次以加强穴位刺激,强度以耐受为度。耳与经络、脏腑有着密切的关系,在耳郭上选用有祛风止痒、通经活络等功效的穴位或有病理反应的阿是穴予以贴压,以调节脏腑、气血,疏通经络。适用于各型银屑病。

(张　莹)

银屑病的心理治疗

银屑病为什么需要心理治疗

银屑病是一种心身疾病,心理因素在银屑病的诱发、发展及治疗中具有重要作用,对银屑病患者健康相关生存质量影响与其对癌症、心力衰竭、糖尿病和抑郁症生活质量的影响相当。多数银屑病患者常表现为焦虑、紧张、抑郁、自卑等心理,银屑病反复、迁延的特点致部分患者对治疗失去信心,进而中断治疗,引起焦虑烦躁等心理反应进一步加重病情。另外银屑病本身是一种损容性疾病,易使患者产生自卑心理,严重影响患者的社会生活,甚至明显增加了银屑病患者的自杀率及病死率。因此心理治疗与护理也是银屑病治疗中不可或缺的一部分。

银屑病患者有哪些心理特征,如何评定

1. **人格特征**　研究均证明银屑病患者具有特殊人格特征,患者的性格倾向于争强好胜,成功欲望很强,对外界刺激的反应性增强。这种性格的人常有敌意,急躁易怒,时间紧迫感强,他们体内的儿茶酚胺比一般人要高得多,易患高血压、冠心病等。

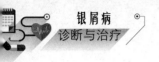
1991 年对银屑病患者用相关量表统计证实在患者中 A 型性格的概率远远超过正常人群分布。说明不良性格与银屑病有关。

评定方法:A 型行为问卷测评。A 型行为问卷是我国张伯源编制的,共有 60 道题。其中有 25 道表示好胜争强行为,另外 25 道题是时间紧迫感的行为,还有 10 道题是测谎题,也即效度题,用以判定问卷的回答是否可信。有效答卷的判断是,若答案超过 35 分,则为 A 型行为者,30～35 分,为弱 A 型,25～30 分,为中间型,20～25 为弱 B 型,低于 20 分,为 B 型。

2. 情绪特征　生活事件和压力会导致银屑病的发作甚至加重,患者表现为愤怒、激动、恐惧等。压力或心理因素常是银屑病的诱因及持续因素。

评定方法:患者的抑郁和焦虑情感,一般是调查最近 1 周内的实际状况,最常用的是 ZUNG 抑郁自评量表(SDS)和 ZUNG 焦虑量表(SAS)。

社会心理因素对银屑病患者带来哪些影响

1. 焦虑和紧张　精神紧张诱发和加重银屑病是有物质基础的,不良的精神刺激因素可以引发银屑病的结论是明确的,银屑病患者和家属都应有意识地避免紧张,减轻精神压力,在医生的指帮助下,采取必要有效的措施,解除心理负担,避免银屑病的发生和加重。

2. 瘙痒和沮丧　患者在不幸得了银屑病之后,首先不要怨天尤人,因为保持良好的心态对治疗银屑病有着很大的作用,若忧郁苦恼,不良的情绪反而会使病情加重;其次应通过皮肤科就诊向医生了解银屑病的知识,也可以寻找各种书籍或医疗咨询,对银屑病有个客观的认识。

3. **影响外观与自杀意念**　皮损对外观的影响是银屑病患者面临的严重问题。尽管银屑病是非传染性疾病,但由于皮损形态、鳞屑以及他人对该病不了解,约 1/4 的患者在发病后的几个月里有被人有意回避的经历。老年患者、女性患者以及病史较长的患者耻辱感更明显。约 2.5% 的门诊患者和 7% 的住院患者有自杀意念。

4. **对家庭的影响**　治疗费用给许多患者及家庭造成负担。由于疾病不了解,人们往往不愿意与患者接触,尤其是密切接触。

5. **饮酒、吸烟和饮食**　许多银屑病患者知道酒精会加重他们的病情,但是仍然不少饮酒。大量饮酒是银屑病的危险因素,而银屑病患者的紧张会导致增加饮酒量和对治疗的抵触。过量饮酒与高度焦虑之间有着紧密联系。

6. **对工作及学习的影响**　银屑病给患者的工作及学习带来了极大影响。严重的银屑病患者几乎无法正常工作。影响最大的是那些患有严重银屑病(占 5%)和发病年龄很小(占 48%)的患者,其次是年轻患者(占 41%)及皮损较明显的患者(占 40%)。

银屑病患者睡眠障碍对患者心理的影响

1. 银屑病患者容易伴发睡眠障碍。以往研究已表明,银屑

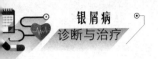

病患者存在一定程度的生理及精神心理功能障碍,睡眠质量下降是常见的心身功能受损现象。银屑病患者在睡眠质量以及相关生理指标方面的异常,可对多个生理系统产生重要影响,造成患者整体状态的异常,从而对疾病的转归产生不利影响。较常见的睡眠障碍症状有入睡困难、睡眠表浅、觉醒次数增多、觉醒时疲劳、睡眠期呼吸紊乱等,且睡眠障碍的严重程度与皮肤症状的严重程度相关。调查研究显示,在量表测评的各项目中入睡时间延迟得分最高,其次为日间功能障碍,再次为睡眠障碍。另有研究结果发现银屑病患者浅睡眠比例明显增加,中度与深睡眠比例均减少,这种睡眠紊乱可以随着病情缓解而改善。

2. 影响患者睡眠的最可能因素依次是瘙痒、情绪障碍、疼痛和阻塞性睡眠呼吸暂停综合征,也可能与睡眠被干扰导致的疲劳有关。瘙痒对睡眠的影响主要表现在入睡困难、睡眠不深、晨起昏沉等。瘙痒引起的搔抓次数在浅睡眠期多于深睡眠期。一项对 105 例银屑病患者的调查表明,30%的患者认为瘙痒是难忍受的症状,瘙痒往往导致银屑病患者入睡困难,甚至因瘙痒中断睡眠,从睡眠中醒来。

银屑病患者的焦虑抑郁症状可能是导致银屑病患者睡眠质量下降更根本的原因。银屑病皮损的不良外观和对个人形象造成的影响对于大多数患者来说,都是损害心理健康的重要原因,同时皮损带来的瘙痒问题也会加重银屑病患者焦虑、抑郁等心理问题。银屑病患者的睡眠障碍部分是由于皮肤感觉,但更多的是由于焦虑、抑郁等心理损害造成的。

银屑病疾病本身可引起睡眠质量下降,以及焦虑、抑郁等心理障碍,进而导致全身状态的改变、睡眠的进一步恶化,而睡眠的恶化又会引起银屑病皮损加剧或者反复发生、迁延不愈,长此以往形成不良循环,阻碍病情的改善。

银屑病患者如何克服焦虑情绪

患者对银屑病不了解的恐惧、皮疹的痛苦、社会及家人的不理解、治疗带来的不良反应和费用、治疗市场上的紊乱等都使心理压力加重、焦虑情绪产生,反过来影响疾病,增加生理上的痛苦。在任何时候,只要有心理活动,就会有生理反应,如果不良的生理反应持续过久,就会造成器质性病变。

患者要克服焦虑情绪,关键在于要正确地科学地认识银屑病。首先,银屑病是皮肤科的常见病,发病与地理、气候、人种有关,更主要的是与人的身体状况、免疫功能有密切关系;其次,银屑病是皮肤病,一般不影响整体的功能,没有传染性,完全可以和正常人一样工作生活;最后,虽然银屑病是慢性的、复发性的,有碍美容,但是完全能通过适当的治疗、护理和积极的自我保健来减轻病情、减少复发,以健康的状态去寻求人生的目标,执行社会的活动和职责。因此,银屑病患者不要焦虑,也不必要焦虑,焦虑无济于事,只有面对疾病,掌握主动权,健全自身的免疫等生理功能,才能使疾病逐渐减轻、控制,像其他人一样去实现人生的一个又一个新目标。

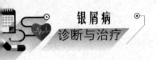

银屑病患者如何应对心理应激反应

不同的应对方式可降低或加重患者的心理应激反应。"面对"通常被认为是较积极的方式,有利于患者主动寻求医疗帮助,积极进行治疗和自我管理。"回避"会减少压力对患者的心理应激,但是回避也可能会降低心理应激的有效性,使患者对治疗的关注下降,不利于疾病的自我管理。"屈服"会增加患者的心理负担,是一种消极的应对方式,不利于疾病的治疗和病情的控制。不同疾病的患者存在不同的应对策略,不同应对策略会不同程度地影响患者的心健康状况及疾病进程。

最常见的方法是遮盖皮损;还有的患者采用回避他人的方法。简略告诉他人患有银屑病、遮盖皮损、刻意回避会导致患者的生活质量下降;只有告诉别人银屑病不传染,才能消除疾病的负面影响。银屑病影响患者生活质量的程度,更多取决于患者应对疾病的态度。

银屑病患者应对银屑病影响的一些方法如下:

1. 分散注意力(外出减轻压力);

2. 宣泄情绪(发泄或发怒);

3. 寻求社会支持(寻求帮助,分担忧愁);

4. 回避(静等事情发生);

5. 促使安心的想法(自我鼓励);

6. 消极应对(寻求独处,拒绝热闹,遮盖皮损);

7. 积极应对(找出问题症结,立即处理问题)。

银屑病患者特定心理行为干预有哪些

包括放松训练(心情放松法、腹式呼吸、音乐疗法及肌肉放松法)、集体心理干预及生物反馈疗法。

1. 腹式呼吸训练

腹式呼吸是一种有意识的、深慢而有节律的腹部呼吸模式。深而慢的呼吸可以帮助人体放松,提高自主神经系统的调节功能。腹式呼吸训练通过使横膈肌上下移动幅度大,提高副交感神经张力,从而改变自主神经调节能力。其用于治疗银屑病的机制可能是通过增加机体神经内分泌免疫系统的协调性,促使皮损局部神经肽、细胞因子等免疫物质恢复正常而达到治疗作用。

方法:患者初次进行腹式呼吸前先静坐 30 min,平静自然呼吸,然后在反馈型腹式呼吸仪指导下进行 30 min 规范化腹式呼吸训练,即舒缩腹部肌肉,进行短吸长呼(鼓肚子吸气 3 s,缩腹呼气 7 s)方式。学会后可在家里坚持每天 2 次训练,每次 30 min。3 个月后,患者的心率和血压有所下降,心率变异性提高,也即自主神经调节功能提高,患者皮损会有不同程度的好转,甚至痊愈。

2. 集体心理干预

治疗对象在两个以上,主要形式是组织患者座谈会,医、患间交谈共同认识的问题,请一些患者讲述他们既往治疗的经验教训,可使患者之间互相学习好的治疗经验,并得到心理上的相

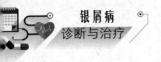
互支持。

3. 生物反馈疗法

生物反馈疗法属于心理治疗中的行为疗法,是一种有意识的放松训练疗法,利用仪器提取与患者心理生理过程有关的生物学信息(如肌电、皮温、心率、呼吸、血压等),然后以视觉或听觉的方式显示给患者(即信息反馈),并告诉患者这些信息的意义在于反映了机体的自主神经调节功能的状态,使患者学会有意识地控制自身的心理生理活动,以使全身躯体和精神处于放松状态,增强机体的自主神经调节功能,从而调整平衡机体生理功能和生化代谢,提高免疫调节功能。一些发达国家,如美国、加拿大等的一些大医院已把生物反馈列为常规疗法。

银屑病发病和加重的重要诱因之一是精神因素,表现为过度的紧张和焦虑。心理压力大、精神紧张会引起生理的变化,如呼吸、心跳加快,血压升高,皮肤温度改变,影响免疫、内分泌系统。实验证实:银屑病患者的自主神经调节功能低下,兴奋性和耐受性都较差。现在还知道,精神紧张会促使神经末梢释放一些化学物质,诱发炎症,银屑病的皮损中就有类似的改变。因此,解除精神紧张、消除心理压力是银屑病的治疗中一个重要部分,通过心理疏导和采用这种放松训练,改善紧张心态,可使自主神经调节功能恢复正常,机体状况全面好转,进而能提高药物疗效,促使皮损的消退,甚至痊愈。

方法:采用小型肌电生物反馈仪患者在训练时的心理生理放松程度可通过肌电信号的强弱显示,一般以 3～5 V 为理想的肌电放松值,每日训练 1 次每次 30 min。仪器的作用在于提示放松的程度,刚开始训练时可能放松得不够,可通过不断努力,使自己学会全身放松。经过 1～3 个月后患者的精神状态和自主神经调节功能会有明显改善。

什么是新医学模式治病观念

生物—心理—社会医学模式即新医学模式,将"病"与"人"结合考虑,充分展示"以人为本""以患者为中心"为主导的现代医学理念和人文关怀。定义了人类的健康与疾病不再是单纯的生物因素,还具体反映了当代医学活动的趋向、水平和目标,是当下这个时代人文主义和科学主义相互作用的结果。

1984 年我国银屑病大规模调查发现,虽然农村的医疗条件比城市差,但是城市的银屑病患病率是农村的 2 倍;近年来,银屑病的治疗药物不断增多,疾病机制的研究也不断深入,然而银屑病的发病却有增无减,严重的寻常型银屑病、非寻常型银屑病也似乎比以前增加。这说明单纯以科技为中心的医疗是不成功的。

对于银屑病治疗的新医学模式是:不仅要治疗,而且要指导患者自我保健;不仅要重视者的心理治疗,而且要形成良好的社会环境,共同防治银屑病。关于自我保健是患者防治银屑病的出路,银屑病患者自我保健知识的掌握,要求采取预防疾病的姿态面对银屑病,不要一味地依赖药物,因为即使药物使用正确,患者的生活方式也会严重影响药物的疗效。心理治疗已贯穿于整个就诊期间,但还是很不够的,社会的教育和支持工作任重而道远。

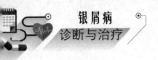

银屑病患者认知教育对保持心理
健康的重要性包括哪些方面

1. 银屑病患者对银屑病认识存在误区

银屑病患者对基本知识的了解情况不容乐观,许多患者对银屑病的认识还存有不少空白和误解,这些认知很容易使银屑病患者对疾病产生顾虑,步入认识和治疗上的误区。一份问卷调查显示,对银屑病认识上最常见的误区是:

① 银屑病容易反复,故认为银屑病是不治之症,对治疗失去信心;

② 银屑病会遗传,故不愿意结婚生子;

③ 某些食物可能诱发疾病,故采取严格忌口;

④ 盲目相信广告药物可根治疾病或认为中药绝对安全。

2. 社会对银屑病认识不良

银屑病认知教育的对象还应包括患者家属、亲朋好友,乃至整个社会人群。对银屑病患者的认知教育,可在接诊时进行,但要结合患者的性别、年龄,职业、性格、文化知识水平等差别,以及银屑病类型、病情轻重、既往病史等方面情况,因人而异地进行认知教育,也可以不定期地用医患座谈会的形式进行面对面的交流,还可以用银屑病科普书籍推广防治新理念。

（张　怡）

各类型银屑病的治疗

不同类型的银屑病该如何合理治疗 ⟜

银屑病各种类型源于不同的皮损类型、皮损部位,不同年龄层次的患者,孕妇、儿童等,那各种类型的银屑病该怎么规范治疗呢? 下面主要介绍不同类型银屑病药物治疗的方法。

(一)点滴状银屑病

银屑病是一种慢性炎症性皮肤病,这种炎症不是由传染性致病因子,因此不会传染。从临床实践中追访调查近千名患者,没有发现夫妻之间传染的病例。环境因素在诱发及加重银屑病中起重要作用,仅有遗传背景尚不足以引起发病。最易促发或加重银屑病的环境因素是感染、精神紧张、应激事件、外伤手术、妊娠、肥胖、酗酒、吸烟和某些药物作用等。其中感染备受关注,如点滴状银屑病发病常与咽部急性链球菌感染有关。点滴状银屑病病情较轻,可能在数周或数月内自发缓解,不主张采用太激进的方法,主要以外用药或光疗为主。

(1)外用药物治疗:①维生素 D_3 衍生物,他卡西醇刺激性较小,患者耐受性好,更适用于治疗急性点滴状银屑病,可与弱效/中效糖皮质激素联合或单独应用,也可与 UVB 联合应用;②糖皮质激素,急性点滴状银屑病患者适合选用弱效或中效糖皮质

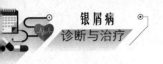

激素如氢化可的松软膏、糠酸莫米松软膏等,也可与他卡西醇或 UVB 联合应用。

(2) 光疗:NB-UVB 是优先选择的疗法,NB-UVB 比 BB-UVB 更有效。光疗联合保湿剂、糖皮质激素或维生素 D_3 衍生物治疗效果更好。光疗潜在不良反应包括灼伤、瘙痒和皮肤过早老化。

(3) 系统治疗:包括抗生素、中医中药、维 A 酸类、免疫抑制剂。生物制剂不推荐用于急性点滴状银屑病。由上呼吸道感染引起的急性点滴状银屑病可予抗生素治疗,如大环内酯类抗生素阿奇霉素、青霉素、头孢类抗生素等。对严重急性点滴状银屑病或上述治疗方法无效的患者可考虑短期应用阿维 A、环孢素、甲氨蝶呤或雷公藤制剂等系统药物。中成药如消银片、复方青黛丸等。

(4) 扁桃体切除术:部分点滴状银屑病患者与链球菌感染相关,患者行扁桃体切除术可能改善银屑病病情,使银屑病缓解期延长和治疗效果改善。建议扁桃体切除术仅用于病情发作与扁桃体感染明确相关的特定顽固型点滴状银屑病患者,建议请耳鼻喉科专家会诊。

(二)斑块状银屑病

1. **轻度斑块状银屑病** 以外用药物治疗为主,大多能有效控制病情。常用的外用制剂包括维生素 D_3 衍生物、维 A 酸类药物、中效或强效糖皮质激素及钙调磷酸酶抑制剂等。

(1) 外用维生素 D_3 衍生物:包括卡泊三醇、骨化三醇等外用,一般首选此类药物,虽临床起效较外用糖皮质激素慢,但不良反应相对较少,皮损消退后不易反弹。对于难治性顽固皮损,可联合糖皮质激素外用治疗,或采用序贯疗法。也可采用复方制剂如卡泊三醇倍他米松软膏等。

(2) 中强效糖皮质激素:糖皮质激素尤其是超强效糖皮质激素效果最好,但长期使用可导致皮肤萎缩、毛细血管扩张等不良反应,停药后皮损极易复发。为减少不良反应,强效糖皮质激素连续使用一般不应超过 2 周,病情控制后降低用药频率,或使用其他外用制剂如卡泊三醇等代替。

(3) 维 A 酸类药物:包括他扎罗汀等,此类药物起效较慢,易产生皮肤刺激症状,如灼热、皮肤刺痛等。为提高疗效、减少不良反应,可与糖皮质激素、维生素 D_3 衍生物或其他外用制剂交替或联合使用。

(4) 钙调磷酸酶抑制剂:用于面部或间擦部位,除他卡西醇外,可外用他克莫司或吡美莫司。

(5) 多种药物交替或联合:对单一外用药物不良反应明显或效果不好的患者,可选择两种或多种药物交替或联合治疗,以提高疗效,降低不良反应。常见的联合用药方案包括:维生素 D_3 衍生物＋钙调磷酸酶抑制剂、糖皮质激素＋维生素 D_3 衍生物、糖皮质激素＋维 A 酸类药物等。此外,应选用润肤剂、保湿剂,有助于患者表皮屏障功能修复,促进药物吸收,提高疗效,减少不良反应。

(6) 局部光疗:是治疗顽固性病变的有效方法之一,可选用 NB-UVB 或 308 nm 准分子激光。

2. **中重度斑块状银屑病** 大部分中重度患者需要系统治疗

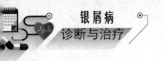
或光疗,旨在控制炎症,改善患者生活质量,促进皮损清除,减少复发。

(1) 系统药物治疗:①维A酸类药物,临床上最常用的为阿维A,疗效尚可,需较长时间持续用药,一般联合外用制剂如卡泊三醇等治疗;②甲氨蝶呤,采取间断性低剂量治疗方案,皮损清除后逐渐减少药物剂量至停用,防止病情反跳;③环孢素,起效快,通常4周内可观察到疗效,停药后较易复发;④雷公藤多甙,疗效与阿维A相似,可有效清除皮损;⑤其他免疫抑制剂,当不能使用上述系统疗法时,可选用羟基脲、6-硫鸟嘌呤、硫唑嘌呤和他克莫司等;⑥生物制剂,生物制剂治疗银屑病起效快,具有很好的短期和长期疗效,且耐受性良好。随机临床试验报道,生物制剂疗效优于甲氨蝶呤。以上系统治疗均可联合外用药物提高疗效,外用药物使用参照轻度斑块状银屑病的外用药使用,推荐联合应用卡泊三醇等。

(2) 光疗:皮损广泛者可采用UVB光疗法,也可应用PUVA。病情顽固患者可采用光联合疗法,即系统治疗方法联合光疗及外用药治疗。

(三) 反向银屑病

发生于腋窝、腹股沟、乳房下褶等皮肤薄嫩部位。易对外用药物产生不良刺激反应,因此在选择药物治疗时应注意不良反应。反向银屑病以局部治疗为主,必要时采用光疗,一般不采用系统治疗。

(1) 外用药物:①维生素D_3衍生物,推荐他卡西醇,药物刺激性小,患者耐受性好;②糖皮质激素,以弱中效糖皮质激素为主,一般连续用药时间不超过 2 周,可与他卡西醇联用或采用序贯治疗;③钙调磷酸酶抑制剂,0.03%、0.1%他克莫司和 1%吡美莫司均可应用。

(2)光疗:对于外用药物治疗效果不佳的反向银屑病可应用NB-UVB 治疗,但有时因照射部位不能完全暴露而影响治疗。

(四)红皮病型银屑病

常需系统治疗,应同时评估患者整体情况及并发症等。一线用药包括阿维 A、甲氨蝶呤、环孢素,生物制剂包括英利西单抗、依那西普等。环孢素及英利西单抗起效快,阿维 A 和甲氨蝶呤起效较慢。所以,推荐病情重、不稳定患者使用环孢素或英利西单抗,病情较轻者可选用阿维 A、甲氨蝶呤。吗替麦考酚酯治疗红皮病型银屑病也有效,但临床经验有限。一般不推荐大面积外用糖皮质激素或系统应用糖皮质激素,除非患者出现严重中毒症状并危及生命的情况。应用同时加用其他系统治疗药物,病情控制后糖皮质激素逐渐减量至停用,防止病情反跳甚至诱发脓疱型银屑病。并发症治疗:红皮病型银屑病患者常出现并发症如发热、低蛋白血症、水电解质紊乱、继发感染、肝功能异常,应注意监测全身状况,予营养支持、补液维持水电解质平衡、防治感染及保肝治疗。同时注意保护心、肾、中枢神经系统等重要脏器和系统。外用治疗以润肤、保护为主,如外用无刺激的白凡士林。

(五)脓疱型银屑病

1. 泛发性脓疱型银屑病

(1)系统治疗:阿维 A、甲氨蝶呤、环孢素和英利西单抗为成

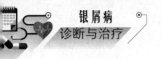

人期泛发性脓疱型银屑病的一线治疗药物。患者一般能良好耐受阿维 A,可以长期使用,急性病情控制后逐渐减量或小剂量维持治疗。对于需快速稳定并改善病情的严重急性患者,可选用起效更快的英利西单抗或环孢素作为初始治疗药物,控制急性病情后即可改用阿维 A 或甲氨蝶呤维持治疗。依那西普、阿达木单抗和乌司奴单抗可用于泛发性脓疱型银屑病,但相关治疗经验有限。阿那白滞素作为 IL-1 单克隆抗体,对于治疗 IL-36 受体拮抗因子缺陷的泛发性脓疱型银屑病患者有效。雷公藤制剂、氨苯砜、羟基脲、吗替麦考酚酯等对该病有效。一般不推荐系统应用糖皮质激素,只有在病情特别严重危及生命,其他措施不能有效控制或有禁忌的情况下慎重选用;应用时推荐与阿维 A 或免疫抑制剂联合,取得满意疗效后糖皮质激素逐渐减量至停用。

(2) 外用治疗:注意皮损清洁,保护为主,无须特殊外用药,脓疱未破时可采用炉甘石外用,脓疱破后待脓疱消退后外用刺激性小的润肤剂。皮损较局限的环状脓疱型银屑病可局部外用糖皮质激素。

(3) 并发症处理:泛发性脓疱型银屑病患者常伴有各种并发症,可危及患者生命,应密切注意,及时处理。重症患者常出现发热、水电解质紊乱、低钙血症等,皮损糜烂时易继发感染如脓毒症。应注意监测生命体征、给予基础支持治疗,及时纠正水电解质紊乱,及时发现治疗感染。病程长的患者宜予优质高蛋白饮食。伴有肝肾功能损害的患者应予护肝治疗,避免使用肾功能损害明显的药物。

（4）妊娠期脓疱型银屑病(疱疹样脓疱病)：需同时考虑病情需要和对胎儿的影响，大部分病例对 IVIG 或血浆输注反应好且较安全，必要时可应用糖皮质激素。此外，环孢素疗效肯定，虽其妊娠期安全性评级为 C 级，可酌情选用。生物制剂英利西单抗、依那西普和乌司奴单抗等 FDA 妊娠期安全性评级为 B 级，现有病例报道显示，英利西单抗起效快，疗效显著。

（5）婴幼儿脓疱型银屑病：治疗证据有限。可选用阿维 A、环孢素、甲氨蝶呤、IVIG 及生物制剂如依那西普、英利西单抗。治疗应同时考虑疗效及安全性，1 岁以内婴儿可应用 IVIG，有观点认为 1 岁以上的儿童优先选择环孢素，安全性优于阿维 A 及甲氨蝶呤。儿童应用阿维 A 时应权衡利弊。

2. 局限性脓疱型银屑病　与泛发性脓疱型银屑病一样，除外局部疗法，全身性治疗也用于此类患者。

（1）连续性肢端皮炎：可外用糖皮质激素、他克莫司、卡泊三醇。选择超强效外用糖皮质激素(如卤倍他索或氯倍他索)作为初始治疗，也可外用维生素 D_3 衍生物或他克莫司联合超强效外用糖皮质激素治疗。PUVA 及 NB-UVB、308 nm 光疗有效，也通常联合外用药物。对于外用治疗效果不佳的患者采用全身性治疗包括口服阿维 A、甲氨蝶呤、环孢素、雷公藤制剂，生物制剂如英利西单抗、阿达木单抗、依那西普等，尚未比较过这些药物的疗效。

（2）掌跖脓疱病：日常护理应做到皮肤保湿、避免刺激。外用糖皮质激素可抑制脓疱的产生，但疗效有限。也可选用维生素 D_3 衍生物、维 A 酸类或糖皮质激素复合制剂，如卡泊三醇倍

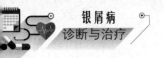

他米松,可减低单独外用糖皮质激素的不良反应。系统治疗如口服阿维A及雷公藤制剂最为常用,均有较好疗效,但减量或停药病情易复发。二线用药环孢素对该病有效,从小剂量开始应用,若疗效不佳可逐渐增加剂量。其他药物包括甲氨蝶呤、氨苯砜、秋水仙碱、四环素等,疗效尚不确切。对严重顽固性患者应用TNF-α拮抗剂(英利西单抗、依那西普和阿达木单抗),部分证据显示有效。光疗适用于有系统治疗禁忌证如严重肝功能受损的患者,但局部UVA的治疗效果尚存在争议,PUVA有更好的疗效。

(六)关节病型银屑病

在制订治疗方案时,应充分评估患者的关节损害类型及其严重程度。患者适当休息,避免过度劳累和关节损伤,鼓励适宜的关节功能锻炼。

1. 外周关节炎

(1) 轻度关节炎:NSAID可有效治疗轻度外周关节炎。轻度关节炎为疾病累及关节小于4个、无放射影像学损伤证据或功能损害程度很轻。这类患者初始治疗可选用萘普生、塞来昔布、双氯芬酸或布洛芬等NSAID类药物。

(2) 中至重度关节炎或轻度关节炎疗效不佳者:对于无侵蚀性关节改变或显著功能受限的中重度外周关节炎或者经NSAID治疗后仍有病情活动的轻度外周关节炎患者,建议应用传统抗风湿病药物(disease modifying antirheumatic drug, DMARD)治疗。首选甲氨蝶呤,该药对关节炎及皮损均有效。二线药物包括来氟米特、环孢素及柳氮磺吡啶。来氟米特、柳氮磺吡啶对银屑病皮损无明显疗效。环孢素对关节病型银屑病关节及皮损均有效,但其潜在的不良反应也限制了其长期应用。对于多关节受累、存在侵蚀性疾病、功能严重受限的严重外周关节炎患者,建议尽早使用生物制剂(TNF-α 拮抗剂),防止关节损害进展并使功能快速恢复。对于采用传统 DMARD 治疗 3 个月后受累关节数量没有明显减少或仍有 3 个以上关节存在压痛、肿胀的患者,建议使用 TNF-α 拮抗剂。使用 TNF-α 拮抗剂可与传统 DMARD(如甲氨蝶呤)联合,以降低抗抗体产生而导致生物制剂疗效减弱的可能性,后者一般能逐渐减停。通常情况下,TNF-α 拮抗剂患者需要长达 3 个月达到最佳疗效。对一种 TNF-α 拮抗剂治疗效果不佳时,可换用另一种 TNF-α 拮抗剂。其他生物制剂如乌司奴单抗或司库奇尤单抗也能够延缓关节损害的进展并使功能更快恢复,同时对皮损有效,可用于 TNF-α 拮抗剂有禁忌者(如有明显心力衰竭或多发性硬化的患者)或者对两种 TNF-α 拮抗剂反应均不佳者。对于仅有 1 个或 2 个关节肿胀(单关节炎或寡关节炎)的患者,报道可行关节穿刺和关节腔内糖皮质激素注射。不建议口服糖皮质激素治疗。

2. **中轴性疾病** 中轴性疾病即累及骶髂关节和脊柱的病变。轻度中轴性疾病建议采用 NSAID 如塞来昔布、洛索洛芬等。对于存在中重度中轴症状(长期晨僵和剧烈疼痛干扰功能)且 NSAID 治疗效果欠佳的患者,推荐采用 TNF-α 拮抗剂。对于存在中轴性症状且初始 TNF-α 拮抗剂治疗效果欠佳的患者,改用另一种 TNF-α 拮抗剂,若反应仍不充分,再换为其他生物制剂如司库奇尤或乌司奴单抗。

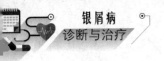

3. 附着点炎　针对其他临床表现的治疗通常也对附着点炎和指、趾炎有益。对于 NSAID、局部疗法及针对其他表现的治疗未能控制炎症的患者(尤其是因附着点炎存在功能受限的患者),建议使用生物制剂(如 TNF-α 拮抗剂等)。

4. 指、趾炎　指、趾炎经 NSAID 和传统 DMARD 治疗可能有效。如果病情较严重、累及多个指、趾或影响功能,通常需要采用生物制剂治疗。所有关节病型银屑病患者一般应避免给予口服糖皮质激素,因为会增加发生红皮病或脓疱型银屑病的风险。雷公藤制剂、白芍总苷对关节病型银屑病有一定疗效。锻炼、理疗和技能训练等康复治疗也可适当选择,如活动关节的柔韧运动。

(七) 特殊部位及特殊人群银屑病的治疗

1. 头皮银屑病　在银屑病患者中头皮受累者占 45%～80%,是典型的首发部位。头皮银屑病可单独见于头皮,也可与身体其他部位的损害并存。高达 97% 的患者表示会影响日常生活,造成巨大的精神压力。70% 以上患者伴有不同程度的瘙痒。

(1) 外用药物治疗:推荐 2%～10% 焦油洗发水。水杨酸洗发水由于角质松解作用,能够提高其他外用药物包括糖皮质激素的渗透性。糖皮质激素对各种头皮银屑病患者均有效,剂型可以为霜剂、洗剂、软膏、油剂、凝胶、泡沫、溶液、喷雾剂、洗发水。推荐中效至强效糖皮质激素外用于头皮银屑病。开始时可以每日 2 次给药,逐渐改为每日 1 次,达到最佳疗效的时间约为 2～3 周,通常应用不超过 4 周。卡泊三醇等维生素 D_3 衍生物外用常用于治疗头皮银屑病,其效果弱于强效糖皮质激素,达到最佳疗效的时间约为 8 周,但作为长期治疗耐受性好,风险小,在治疗头皮银屑病上,常与糖皮质激素联合使用。糖皮质激素和维生素 D_3 衍生物的复方制剂如含 0.005％卡泊三醇及 0.05％丙酸倍他米松的凝胶制剂用于治疗轻中度头皮银屑病,疗效、安全性、患者依从性均优于单方制剂,提高患者的生活质量,对于血清钙无显著影响。角质松解剂可以使过度角化的角质层细胞松解脱离。水杨酸制剂与糖皮质激素合用可增加后者的穿透性,提高疗效。水杨酸制剂使用需注意以下几点:①仅用于较厚头皮鳞屑最初几天的治疗;②因配伍禁忌不推荐与维生素 D_3 衍生物一起使用;③儿童不推荐使用水杨酸制剂;④如与光疗合用,应在光疗后使用。蒽林可用于对其他治疗抵抗的头皮银屑病患者,推荐使用质量分数 0.1％～3％的霜剂,频率为每日 1 次,使用时将药物在头皮停留 20 min 至 1 h,或者第一天仅停留 5 min,以后每两天增加 5 min,直至产生轻度刺激。蒽林治疗后有较长的缓解期,不良反应为皮肤刺激、染色。

(2) 光疗:由于头发的阻挡,传统的 UVB、PUVA、308 nm 准分子激光用于头皮银屑病受到限制。UVB 光疗梳可使 UVB 照射至头皮,提高疗效。

(3) 系统治疗:如上述治疗无效,可考虑给予系统治疗,如阿维 A、甲氨蝶呤、环孢素、生物制剂都可应用。

2. **甲银屑病**　银屑病患者中约 50％伴有甲损害。而关节病型银屑病的患者中超过 70％同时伴有甲损害。甲银屑病可造成明显的疼痛及不适,影响患者生活及工作。治疗方法包括患者教育,避免持续、细微的创伤,如咬指甲或不恰当的修剪;告知患

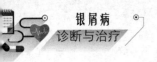

者由于甲生长速度缓慢,治疗起效时间通常需要4~6个月,许多患者治疗1年后才会达到最好的疗效。

(1) 局部治疗:①糖皮质激素,常用强效及超强效糖皮质激素(如丙酸氯倍他索),对甲母质受累所致甲损害效果优于甲床受累,每日外用1~2次;②维生素 D_3 衍生物,如卡泊三醇,对甲床受累所致甲损害效果优于甲母质受累,可单用(2次/d)或与糖皮质激素联合(1次/d)外用;③维A酸类,0.1%他扎罗汀乳膏对甲剥离和甲凹点疗效较好,需封包以加强疗效;④钙调磷酸酶抑制剂,0.1%他克莫司软膏对银屑病所致甲床受累及甲母质受累都有效,初用时可以有局部的烧灼或瘙痒感;⑤蒽林:外用0.4%~2.0%蒽林软膏每日1次,30 min后洗去,再外涂三乙醇胺(以预防皮肤和甲染色),对甲剥离和甲床角化效果好,而对甲纵嵴及甲横沟疗效欠佳。皮损内注射药物治疗使用小剂量曲安奈德,选择近端甲皱襞部位注射。该方法在改善甲母质所致的甲损害疗效明显。不良反应包括短期的感觉异常、注射部位的慢性疼痛、血肿形成及较少见的甲板脱失。采用 Med-Jet MBX(一种无针的射流泵)进行皮损内注射较传统注射方式痛苦小。

(2) 物理治疗:PUVA 治疗银屑病甲损害有效。脉冲染料激光可用于治疗银屑病甲损害,6 J/cm^3 和 9 J/cm^3,每月治疗1次,主要不良反应为疼痛及瘀点。当同时伴有较重的皮肤或关节损害时,系统治疗可能是一种好的选择。甲氨蝶呤对改善甲母质受累有一定的疗效,环孢素对改善甲床受累有一定的疗效,环孢素与卡泊三醇软膏3次/d外用联合可提高疗效。维A酸类药物起效较慢,且对甲损害效果较弱,特别是对于甲床受累,PUVA联合使用可提高疗效。生物制剂对银屑病甲损害治疗的效果显著,推荐用于中重度甲损害(5～10个指或趾甲受累,受累甲伴有中重度疼痛)、伴有皮肤和(或)关节表现及局部治疗失败的患者。

3. **生殖器部位银屑病** 银屑病患者外阴受累发生率高达38%。生殖器银屑病可单发,但大多在身体其他部位可见有银屑病皮肤损害。女性生殖器银屑病皮损多对称并且临床表现多样,从潮湿灰色斑块或光滑无鳞屑红斑块,到与大阴唇外侧相连的鳞屑性斑片都有可能。男性生殖器银屑病可发生于阴囊及阴茎,龟头最常受累,严重影响患者生活质量。

一般治疗使用温和的润肤剂,避免局部刺激。局部药物治疗可选用弱、中效糖皮质激素(如氢化可的松霜)及中效或软性糖皮质激素(如糠酸莫米松和丁酸氢化可的松软膏)作为一线治疗,治疗时间不应超过2～4周。钙调磷酸酶抑制剂如他克莫司或吡美莫司对外阴部位的银屑病有效,可单用或与弱效糖皮质激素联合使用,降低长期使用糖皮质激素可能带来的皮肤萎缩等不良反应。焦油制剂以及维生素 D_3 衍生物可能会刺激生殖器皮肤,通常与外用糖皮质激素联合使用,不用于单一治疗。外阴银屑病治疗不推荐光疗。如局部用药失败,同时伴有其他部位银屑病,也可考虑使用系统用药治疗。

4. **反向银屑病** 主要发生在体表皱褶处,如腋窝、腹股沟、生殖器、脐窝、耳后、臀沟、乳房下、肘窝、腘窝等部位。治疗以局部药物治疗为主,必要时可应用物理治疗,一般不采用系统

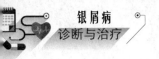

治疗。

皱褶部位温暖、潮湿、透气性差,应保持局部干爽,减少摩擦。生殖器、肛周部位的银屑病,应注意局部清洁卫生。局部药物治疗可选用糖皮质激素:急性期首选弱至中效糖皮质激素外用,疗效确切,为治疗皱褶部位银屑病的一线用药。但考虑到长期外用糖皮质激素的不良反应,2～4周后可替换成钙调磷酸酶抑制剂或维生素 D₃ 衍生物,不主张应用强效或超强效激素。钙调磷酸酶抑制剂可单独或联合糖皮质激素外用,每日 1～2 次涂于皮损处,长期治疗选用钙调磷酸酶抑制剂(如他克莫司、吡美莫司),其有效性和安全性均高,为长期治疗皱褶部位银屑病的一线用药。维生素 D₃ 衍生物具有较高的安全性和有效性,每日 1～2 次涂于皮损处,可与糖皮质激素联合或单独外用,维持治疗可作为一线用药,骨化三醇刺激性小,优于卡泊三醇。2% 的焦油制剂能促进表皮角质层正常化、收缩血管、减轻炎性渗出和炎性浸润,可与糖皮质激素联用,减少糖皮质激素的用量及不良反应,但应注意其局部刺激、过敏、光毒性反应等不良反应。局部使用润肤剂,如凡士林、甘油、矿物油或尿素等滋润皮肤、增强皮肤屏障功能。对于以上疗法均抵抗的难治型反向银屑病,可采用 UVB 或 308 nm 准分子激光治疗,可同时联合他克莫司。系统治疗与寻常型银屑病相似,主要有甲氨蝶呤、环孢素、维 A 酸等,对于局限性、轻症病例不予系统治疗。合并其他类型银屑病,病情严重影响患者生活质量时可使用系统治疗。

儿童银屑病的具体用药种类、剂量该如何合理选择

与成人相比,儿童斑块状银屑病通常皮损较小,鳞屑较薄,斑块较薄;点滴状银屑病和反向银屑病比成人多见,瘙痒相对常见。头皮受累常见,常常是皮损最初累及部位,2岁以内的患儿常在尿布区。儿童银屑病患者代谢综合征显著高于正常人群。0.7%～2.0%的儿童银屑病患者可有关节炎,发病高峰在9～12岁。儿童红皮病型银屑病少见。儿童脓疱型银屑病多比成人轻,环状脓疱型银屑病相对多见。

消除诱发和加重因素,治疗咽部和肛周的链球菌感染,减少创伤避免同形反应,也可能诱发远隔部位的皮疹。抗疟药的使用或者口服糖皮质激素撤药等也是可能的诱发和加重因素应予关注。对于轻度银屑病患儿,通常只需局部治疗。推荐常规应用润肤剂。糖皮质激素是应用最为广泛的药物。钙调磷酸酶抑制剂多用于面部、生殖器和皱褶部位。维生素 D_3 衍生物也常用于儿童轻中度银屑病的治疗,可单独使用,也可与糖皮质激素联合使用。卡泊三醇在欧洲被批准用于儿童银屑病的治疗,对于 6 岁以上儿童最大剂量不超过 50 g/周,12 岁以上儿童最大剂量不超过 75 g/周。焦油制剂可以用于儿童银屑病,但因为气味、颜色和光毒性而应用受限。角质松解剂如水杨酸可以用于有较厚的黏着性鳞屑的皮损,但因为存在系统吸收风险,禁用于 2 岁以下

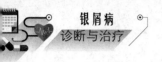

小儿。光疗可以用于儿童顽固性银屑病、泛发性斑块状银屑病、点滴状银屑病和掌跖银屑病。在各种类型的光疗中，NB-UVB应用最为广泛，疗效确切。对于局限性皮损，可以考虑使用准分子激光。系统治疗目前没有国际公认的儿童银屑病标准化治疗方案。按照患儿年龄、银屑病的类型、疾病严重度、银屑病的部位、对生活质量的影响、精神心理负担、并发症、既往的治疗及疗效等综合考虑药物选择。常用的系统治疗药物包括维A酸、甲氨蝶呤、环孢素以及生物制剂。关节病型银屑病患儿首选甲氨蝶呤或生物制剂。注意必须让家长了解所选的治疗方法可能出现的不良反应以及进行长期监测的必要性，注意检查患儿的疫苗记录，在治疗期间避免接种活疫苗。

阿维A(0.2～0.5 mg/kg·d，口服)治疗过程中监测血脂和肝酶水平很重要，最初需要每月复查，以后每3个月复查1次。一般儿童对口服维A酸类比成人更耐受。但维A酸类可能导致骨骺早熟闭合，为降低风险，建议尽量使用小剂量，疗程不宜超过12～18个月。甲氨蝶呤常用剂量为每周15 mg/m²，或每周0.1～0.4 mg/kg，应测定基础全血计数、肝肾功能等，并在整个治疗期间进行监测。治疗24 h后补充叶酸能够提高耐受性和降低毒性。经过2～3个月的治疗，病情稳定后，可以逐渐减至最小维持量或停药。儿童使用时要注意有一些重要的与甲氨蝶呤相互作用的药物，如非甾体类消炎药、抗生素复方磺胺甲噁唑片、抗惊厥药苯妥英钠等。环孢素常用剂量为3～5 mg/kg·d，应测定基础全血计数、肝肾功能、尿酸、电解质、血压等并在整个治疗期间进行监测。儿童所需的治疗剂量通常比成人高，注意肾毒性和高血压的不良反应和剂量密切相关。疗程不宜超过 12～24 个月。生物制剂如依那西普在欧洲被批准用于治疗 6 岁以上的重度斑块状银屑病,阿达木单抗在欧洲被批准用于治疗 4 岁以上的重度斑块状银屑病。一项在 4～18 岁斑块状银屑病患者中进行的国际多中心随机双盲三期临床试验结果显示,在 16 周时,与甲氨蝶呤相比,阿达木单抗 PASI75 改善方面更优,二者安全性相当。乌司奴单抗在欧洲被批准用于治疗 12 岁以上的重度斑块状银屑病。

患有银屑病能怀孕吗

虽然银屑病具有遗传因素,在银屑病发病中占有一定的比例,但并不是说银屑病患者所生的子女就一定会发生银屑病。夫妻一方或双方是银屑病是否可以怀孕应由夫妻双方决定,我国的法律没有规定,银屑病本身也不是法律规定不能怀孕的疾病范畴。

银屑病合并妊娠时,55％的病例病情会改善,特别在妊娠晚期改善最为明显。病情改善和雌激素与黄体酮水平同时升高有关。但银屑病妇女孕前肥胖、吸烟、患抑郁症、多囊卵巢综合征、代谢综合征的比例增加,可能对妊娠结局造成不良影响,包括早产、低出生体重儿、小于胎龄儿、新生儿系统性红斑狼疮等。21％的银屑病患者病情在孕期无明显变化,23％病情会恶化。妊娠期泛发性脓疱型银屑病是一种特殊类型的银屑病,病情危

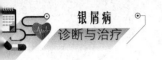

重,严重威胁母亲及胎儿的生命。银屑病妇女在妊娠期间应严密监测胎儿状况,及时采取干预措施以预防不良妊娠结局。

局部治疗:可选用润肤剂和保湿剂作为在妊娠及哺乳期最安全一线基础用药。糖皮质激素属于妊娠 C 级药物,认为外用糖皮质激素引起畸形、早产等的风险较小,孕前至孕期全程小面积使用弱效和中效糖皮质激素相对安全,但禁止大面积、强效糖皮质激素的使用。焦油制剂局部会导致多环芳烃化合物的吸收,而后者有潜在致畸作用,妊娠患者不推荐应用。蒽林具有潜在致癌性,可能影响生育能力及对胎儿造成危害,故不推荐应用。维生素 D_3 衍生物属于妊娠 C 级药物,尚缺乏安全性资料,不建议孕期尤其孕期前 3 个月局部外用。目前尚无妊娠妇女外用他克莫司和吡美莫司的临床资料,不建议使用。

光疗:NB-UVB 是妊娠银屑病相对安全的二线治疗。建议妊娠银屑病患者进行长期治疗时常规补叶酸并定期监测血清叶酸水平。光化学疗法中补骨脂素具有致突变作用,妊娠期银屑病患者禁用。

系统治疗:糖皮质激素为 C 类孕妇用药,很少系统应用治疗妊娠银屑病,仅在妊娠期泛发性脓疱型银屑病使用,应尽量避免在妊娠的头 3 个月应用。环孢素为 C 类孕妇用药,目前关于银屑病孕妇使用环孢素的报道很少,在鼠胚胎中可产生致畸性及胚胎毒性。生物制剂属于 B 类孕妇用药,在妊娠期及哺乳期使用建议如下:①在怀孕的前半期可以使用 TNF-α 拮抗剂;②怀孕期间 TNF-α 拮抗剂的长期使用可以根据银屑病疾病的严重程度的不同而被考虑;③如果在整个怀孕期间需要使用生物制剂治疗,考虑使用塞妥珠单抗,因为其不会大量地通过胎盘,依那西普也可能是一个合理的选择,因为它的胎盘转移比阿达木单抗或英利西单抗更少;④婴儿母亲经常用生物制剂进行治疗,婴儿在出生后 6 个月内不能接种活疫苗,会增加感染的风险;⑤目前使用 TNF-α 拮抗剂治疗的母亲母乳喂养通常被认为是安全的;⑥银屑病是不良妊娠结果的一个风险因素,在怀孕期间对疾病的控制可以优化孕产妇和胎儿的健康。对于生物制剂的使用,应在充分权衡患者的受益及可能出现的风险后谨慎使用。

老年银屑病患者在用药方面有哪些注意事项

老年银屑病患者容易伴发器官的进行性功能障碍,例如肾功能下降等。老年人皮肤生理特点是皮脂腺分泌减少,皮肤干燥,皮肤屏障功能容易受损,皮肤逐渐萎缩变薄,对于药物耐受性减低。老年人的行动能力、自理能力等也会随着年龄增长而逐渐受限。经济能力和对于治疗的期望以及用药依从性也有所差别。对老年人银屑病治疗方法的选择和用药,必须考虑到以上特点。

局部治疗:是老年人银屑病的一线治疗。外用糖皮质激素对于老年人更容易出现皮肤不良反应,包括萎缩、毛细血管扩张、继发性皮肤感染、反跳现象和快速耐受等,应谨慎选择。对于变薄萎缩的皮肤部位特别是屈侧皮肤,应该避免使用产生刺激的外用药。卡泊三醇和倍他米松的复方制剂能够减少相关不

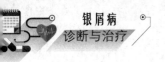
良反应,提高疗效,且具有较好的用药方便性和依从性。外用药物的疗效不够,且多种并发症和相关风险因素使老年银屑病患者不适合系统药物治疗,建议进行光疗。在密切观察随访的情况下,光疗在老年人群是有效和可靠的。老年患者在使用光疗设备时,在全仓光疗仪中需要更好的支撑或护栏以保持平衡。

系统治疗:阿维 A 可用于老年银屑病患者,但应注意三酰甘油升高的风险,使用时应注意检测血脂,并密切监测肝酶。环孢素也可用于老年银屑病患者,由于老年人主要的药代动力学变化是肾功能下降,因此,环孢素应该谨慎使用。如果计划使用环孢素,则需排查高血压、肝肾功能不全、高脂血症、电解质损害、低白细胞、低血小板和低红细胞计数等。避免由于已有其他疾病使用环孢素而导致的过量使用。甲氨蝶呤治疗老年银屑病患者有效,但仍需慎重使用,且需要根据肌酐清除率调整甲氨蝶呤的给药剂量。

生物制剂及其他靶向小分子药物:生物制剂治疗的安全性及有效性在老年人和年轻人中无显著差异。对于具有较多并发症和合并用药的老年银屑病患者,生物制剂可能是更好的选择。由于老年银屑病患者感染的基线风险较高,因此在老年患者中更应注意排查感染风险。依那西普耐受性良好,可能是因为与其他生物制剂相比,依那西普的免疫抑制作用较弱。靶向小分子药物也正在成为老年银屑病有前景的选择。多种小分子抑制剂在老年银屑病患者中表现出疗效,但他们需要更大的头对头研究和上市后研究,以评估其在特定患者人群中的有效性和安全性。

银屑病皮损消退后还需要服药巩固吗

银屑病皮损消退后应继续巩固疗效。银屑病皮损消退后立即停止治疗，复发率较高。银屑病达到临床治愈，皮损消退，但其免疫、微循环、新陈代谢功能仍未完全恢复正常，一般需要至少2个月才能复原。所以在临床痊愈后，应再继续服用2～3个疗程进行巩固治疗，以减少复发。

银屑病能根治吗

目前银屑病尚不能根治，少部分患者经过有效治疗后可以不复发，达到临床治愈。而绝大多数患者经过缓解后又会复发。目前的医疗水平对各种银屑病均可有效予以控制，反复发作的银屑病只要治疗方法正确，总的病情趋势是逐渐减轻的。

（陆家睛）

银屑病的皮肤护理

银屑病皮肤护理主要包括哪些措施

1. **皮肤清洁护理**

(1) 皮肤污垢清除:皮肤污垢清除是指清除附着在皮肤表面的垢着物,主要是鳞屑,既因其影响汗腺分泌,又因为鳞屑是各种病原体的"培养基",在妨碍皮肤和黏膜正常生理功能发挥的同时活化天然免疫系统,导致银屑病迁延、反复。

(2) 选择合适的清洁剂:一般选择清水洗浴或使用皮肤清洁剂。降低皮肤干燥程度,促进皮肤水合作用。可选用既有保湿又有清洁作用的皮肤清洁剂。浸浴时使用浸浴添加剂后可以在皮肤上留下一层保护膜,提高保湿效果。

(3) 清洁方式:以沐浴为主,水温 35～37 ℃为宜,时间不超过 15 min,最佳频率是 1 次/d,如果皮肤脱屑严重,可增加洗澡频率。避免用力搓揉,禁用粗糙的毛巾、尼龙球过度搓擦。

2. **皮肤保湿护理**

浴后即用,光疗后即用。一般每日 1 次,对特别干燥的皮肤可以每日 2 次。首选经过临床验证对银屑病有辅助治疗作用的产品,个人的舒适感及经济承受能力也是影响选择的重要因素。

3. 皮肤封包护理

体表治疗区域对涂敷药物的患处表面进行封闭式包裹(皮肤屏障修护剂),增加局部药物吸收,增强药物疗效。

4. 皮肤湿包护理

采用纱布敷料、双层绷带或棉质衣裤覆盖于治疗区域,内层为湿性敷料,外层为干性敷料。干性外层可以减少湿性内层的水分蒸发,延长内层的保湿和镇静作用。

5. 光疗皮肤护理

光疗前应仔细了解患者目前的用药,包括中药及保健品,排查有无光敏感药物,光疗前不宜涂抹任何外用药或保湿剂,以便光疗发挥最大效应;光疗中做好眼睛、面部等自我防护,男性应保护生殖器。光疗后立即使用皮肤屏障修护剂,减轻紫外线对皮肤屏障的损伤。

寻常型银屑病不同分期有哪些表现,如何进行皮肤护理

1. 进展期

皮肤表现:①旧皮损不断扩大,新皮损不断出现。②皮损浸润炎症明显,周围可有红晕,鳞屑较厚。③皮肤敏感性高,针刺、搔抓、手术等损伤可导致受损部位出现典型的银屑病皮损,称为"同形反应"。

皮肤护理:①穿干净柔软的衣服,及时更换内衣及床单、清

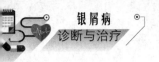

理脱落的皮屑。②进展期不要挠抓或机械性刺激或外伤,避免使用强烈的角质剥脱剂,以防加重病情。③皮损肥厚处可选用激素类外用制剂,予以顺时针按摩,促进药物的吸收,每次应用不要大于体表面积的 1/3,量适宜,不可在皮肤破损处涂抹。④痂皮增生处可用油剂软化后予以去除,避免损伤。不可强行去除痂皮,以免使原皮损处加重。

2. 静止期

皮损表现:旧皮损不消退,无新皮损出现。

皮肤护理:①穿干净柔软的衣服,及时更换内衣及床单、清理脱落的皮屑。②每次涂抹外用药之前,温水洗澡,禁用强碱性肥皂、洗发水洗浴,清洗患处时,动作要轻柔,不要强行剥离皮屑,以免造成局部感染。③皮损处用弱效激素类外用制剂或润肤剂,正确涂药,保持皮肤滋润。

3. 消退期

皮损表现:皮损缩小变平,鳞屑较少,炎症基本消退,周围遗留色素减退或色素沉着斑。

皮肤护理:①心情舒畅,睡眠足够,生活规律,避免熬夜。②避免受凉、感冒及外伤等相应的不良外界刺激,减轻生活压力。③合理用药,学会观察皮损变化,外用润肤剂,保持皮肤滋润。

脓疱型银屑病如何进行皮肤护理

皮损表现:临床表现为红斑基础上急性发作的多发无菌性

脓疱,针尖至粟粒大小,分布密集广泛,可累及甲、手掌、足跖,数小时后,脓疱融合形成大片脓糊,同时伴有发热、肌痛、白细胞增多等中毒症状。一般1～2周后脓疱干燥结痂,病情自然缓解,但可反复呈周期性发作。可伴有地图舌、沟状舌、皱襞舌等。

皮肤护理:①注意保持皮肤清洁,勤换衣服床单,沐浴时不能用过热的水或肥皂。②有新发脓疱时,尽量减少摩擦,患处扑粉,防止破裂、糜烂、继发感染,并能消炎,促使脓疱收敛干涸。发热禁用酒精擦浴,以免对皮肤造成刺激。③长期大剂量使用激素或免疫抑制剂治疗的患者,易诱发口腔念珠菌感染,应注意检查口腔黏膜有无白斑,勤漱口保持口腔卫生。

红皮型银屑病如何进行皮肤护理

皮损表现:皮疹泛发,累及头面部、手足、指甲、躯干和四肢,皮损面积达到全身体表皮肤的90%以上。急性期皮损炎症明显,鲜红肿胀,皱褶部位如腋下、腹股沟皮肤皲裂,常有组织液渗出,伴有高热等全身症状。慢性期皮损颜色变暗,大量脱屑,每天脱屑可达20～30 g,手足可呈手套袜子样的大片脱屑,故又称红皮病为"剥脱性皮炎"。全身皮肤干燥紧绷,瘙痒难忍,可出现眼睑外翻,不能完全闭合,导致结膜炎。患者常伴有脱发,甲营养不良,甚至完全脱落。

皮肤护理:①患者的皮肤发红,毛细血管扩张,皮肤血流量比平时增加,这对心脏是个巨大的压力,严重时可引起高输出量

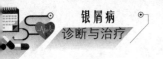

的心力衰竭,红皮病常常伴有水肿,必要时需要利尿消肿,减轻循环压力。心脏和其他脏器的血流量减少,产生缺氧,功能低下,患者自觉全身不适,所以要嘱咐患者卧床休息,食用易消化的食物,减少各脏器的代谢负担。②皮肤毛细血管扩张还会引起热量、水分的大量丧失,所以要注意保暖,补充水分,了解血中电解质的情况,及时纠正可能出现的水、电解质紊乱。③大量脱屑,手足可出现手套袜子样的脱屑。严重时脱下的皮屑,每日可达20g以上。皮肤角蛋白的丧失会引起低蛋白血症,加重皮肤及各组织脏器水肿,致使抵抗力下降,容易发生感染,所以要注意蛋白质的摄入,定期给予支持疗法,要注意防治感染,及时发现及时治疗。大量脱屑往往伴有铁质的丢失,出现缺铁性贫血,所以还需注意铁质和叶酸的补充。④红皮病型银屑病患者应使用温和的外用药,避免刺激。除了以激素为主的治疗外,还应积极寻找诱因并祛除之。

关节病型银屑病患者如何进行皮肤护理

皮损表现:又称银屑病关节炎,除皮损外可出现关节病变,关节损害可轻可重,且与皮损无直接相关性。受累关节可表现为肿胀、疼痛、晨僵及关节活动受限等,严重者呈进行性进展。病程迁延,易复发,晚期可出现关节强直,导致残疾。甲改变是关节病型银屑病的典型特征,常表现为点状凹陷、甲剥离、甲下角化过度等,点状凹陷是关节病型银屑病远端指间关节受累的特征性表现。

皮肤护理：①关节病的药物治疗需要较长的疗程，应清楚地了解药物剂量的安全范围和可能出现的不良反应，如有不适症状出现，实时告诉医生，以避免严重的后果。②注意有些治疗关节炎的药物如吲哚美辛、氯喹、金制剂等，会引起银屑病皮损的加剧，皆需多加注意。③及早确立诊断且积极治疗可以使大多数病患的病情受到控制，减少关节破坏变形，保证正常的生理活动功能。④平时要注意保护关节，避免受冷、过度活动等因素。⑤过了急性期后，可进行一些物理疗法如温泉浴、按摩等，提高整体的代谢功能，改善局部的血液循环，解除关节的粘连和萎缩，要注意循序渐进，否则过度的治疗也会使症状加重。

特殊类型银屑病的皮肤护理包括哪些方面 ⊃

1. 头皮银屑病

在银屑病患者中头皮受累者占 45％～80％，是典型的首发部位。可单独见于头皮，也可与身体其他部位的损害并存。70％以上患者伴有不同程度的瘙痒，以外用药治疗为主。

（1）皮损表现：头皮银屑病红斑块较厚，银白色的鳞屑多而易于脱落，影响美观，令人烦恼。经常搔抓加重炎症，常伴有感染，皮屑呈污黄或灰黄色。脱屑和瘙痒是头皮银屑病的主要症状。

（2）皮肤护理：①首先应当软化增厚的头皮屑，用油剂来浸

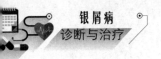

润,常用2%的水杨酸油或软膏,也可用椰子油、花生油,加用浴帽、薄膜封包效果更好,然后用清洁洗头液祛除头屑。②接着才能用药物如煤焦油、水杨酸、蒽林,或局部可的松、维生素 D 类制剂、咪唑衍生物等治疗。水杨酸洗发水由于具有角质松解作用,能够提高其他外用药物包括糖皮质激素的渗透性。糖皮质激素对各种头皮银屑病患者均有效,剂型可以分为霜剂、洗剂、软膏、油剂、凝胶、泡沫、溶液、喷雾剂、洗发水等。推荐中效至强效糖皮质激素外用于头皮银屑病。开始时可以每日 2 次给药,逐渐改为每日 1 次,达到最佳疗效的时间约为 2～3 周,通常应用不超过 4 周。卡泊三醇等维生素 D_3 衍生物外用常用于治疗头皮银屑病,其效果弱于强效糖皮质激素,达到最佳疗效的时间约为 8 周,但作为长期治疗耐受性好,风险小,在治疗头皮银屑病上,常与糖皮质激素联合使用。③头皮银屑病除需要勤清洗、剪短发外,可先使用适合于头皮的"糖皮质激素类搽剂",一般 1～2 周明显改善,以后停用或减少使用次数,改用或联合使用非糖皮质激素类搽剂。④光疗护理:UVB 光疗梳可使 UVB 照射至头皮,提高疗效,光疗前头皮勿要涂药。

2. **面部银屑病**

(1) 皮损表现:在急性进行期时,面部常可出现皮损,大多呈点滴状或指甲大小浸润性红色丘疹或红斑,有的呈脂溢性皮炎样,偶有分布如蝶形,类似于红斑狼疮。

(2) 皮肤护理:①由于面部皮肤角质层较薄,处于暴露部位,不可用过于刺激的药物,如角质剥脱作用较强的药物,应避免用光敏药物和易着色药物。②应用糖皮质激素易产生局部皮肤色素沉着、萎缩、毛细血管扩张、感染激素依赖等不良反应。③他卡西醇是同类药物中对皮肤刺激性最小的,因此成为治疗面部银屑病的选择。他克莫司和吡美莫司有强大的抗炎和免疫抑制作用,临床证实用于治疗面部的银屑病效果显著,能较快地控制皮损,消炎止痒,使皮损变平。但所有用于面部的药物皆须小心使用,一旦出现不适症状应立即停用并及时就医。

物理治疗银屑病时,如何进行皮肤护理

1. 药浴皮肤护理

(1) 根据病情与患者体质,每天一次,可以 10~20 d 为一个疗程,浸泡时间一般为 15~20 min。药浴时间不宜过长,以防患者高温下脱水,结束后应饮用一些茶水,补充出汗时丧失的水分。

(2) 饱餐后或饥饿时均不宜药浴,因为饱餐后体表血管扩张,使胃肠道血液循环减少,食物消化和吸收会受到影响,而饥饿时常可以引起头昏乏力,严重时可出现低血压、低血糖引起昏厥。

(3) 年老体弱或伴有高血压、心血管疾病的银屑病患者,也不宜进行,闷热高温可诱发心血管疾病或脑血管疾病。

(4) 药浴治疗后,一般不宜用清水冲洗,以延长药物作用时间。

(5) 温度作用:根据病患病情的不同情况可以选择不同的水

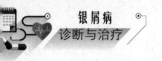
温。36～38 ℃的水浴具有良好的镇静、止痒和安抚作用,38～40 ℃可以改善皮肤末梢循环,促进新陈代谢。

(6) 药物作用:经中药的泡洗,直接作用于人体皮肤表面的皮损以达到治疗银屑病的目的,其治疗机制是通过皮肤吸收、渗透、进入血液循环、直接消除积聚于皮肤内的毒素使受损组织恢复正常的功能,有效地治疗各类型银屑病,患者易于接受。

2. 光疗皮肤护理

(1) 患者站在安装有一排或多排 UVB 灯的包围之内。通常每周需要治疗三次。治疗时,脱下衣服将受累部位皮肤暴露于紫外线中。

(2) 用布、纸等保护男性生殖区域。如生殖区域受累,允许该区进行短期内照射。也可用其他方法治疗男性生殖区皮损。女性生殖器则不需要特殊保护。

(3) 保护眼睛:一般用 UVB 护目镜,也可用其他物品遮盖眼睛,日常所用的太阳镜仍能透过部分紫外线。

(4) 经期口服过阿维 A、正在口服或者即将口服阿维 A 的患者一定要告知医务人员。

(5) 每次光疗,当天照光前请勿擦药膏或药水,如果皮损上有鳞屑,光疗前用温水洗澡去除鳞屑后再照光效果会更好。

(6) 光疗期间避免照射部位的日晒(特别是夏季外出时如果阳光较强,尽量穿长袖衣裤或打伞),并避免接受其他人工光源的照射。

(7) 光疗后皮肤不良反应:48 h 内,照射部位的皮肤可能出现轻微红斑、干燥、瘙痒、色素沉着等,这些都是正常现象,某种程度上是治疗产生效果的表现,可外用润肤剂缓解不适。皮肤干燥、瘙痒较严重的应尽量少洗澡,并避免热水洗澡。如光疗后,照射部位出现明显红斑、灼痛、皮疹或小水疱,可自行缓解,延长照光的间隔时间,下次治疗时请告知医务人员。如果出现大水疱或疼痛明显的,请及时就诊,勿自行处理。

应用外用药物治疗过程中,如何做好皮肤护理

部分外用药物使用后,患者可出现皮肤刺激症状,如卡泊三醇使用后出现皮肤烧灼、瘙痒、红斑、脱屑、干燥等不适等。因此合理地使用卡泊三醇软膏可以使疗效更好,刺激性更小。

1. 卡泊三醇

(1) 卡泊三醇软膏适合于静止期的皮损,开始使用时可以配合强效激素一起外用,各每日 1 次,这样可以更快地清除鳞屑,改善皮损,而且减轻卡泊三醇软膏的刺激性。

(2) 当皮疹变平,颜色还红的时候可以逐步减少激素的用量,改用卡泊三醇软膏外用 5 天后再用 2 天强效激素,各每天 2 次。

(3) 当皮疹颜色进一步变淡的时候撤掉激素,仅单独使用卡泊三醇软膏,每天 2 次,以后可以根据皮损的情况酌情逐渐减少用药次数。这样用药不仅起效快,而且将卡泊三醇软膏的刺激作用和糖皮质激素的不良反应减轻到最低程度,还能维持更长的缓解期,减少复发次数。

(4) 用于头皮,使用前无须软化皮损表面厚厚的鳞屑。卡泊

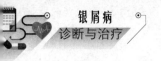
三醇倍他米松凝胶采用了特别适合头皮银屑病治疗的独特凝胶剂型。凝胶剂型的独特性在于摇动后变得稀薄,流动性加强,因此在使用前需要摇一下药瓶,方便药物挤出,在静置状态下凝胶较稠,凝胶在涂抹后保留在皮损部位,不用担心像溶液剂型那样渗漏至面部。卡泊三醇倍他米松凝胶每日仅使用1次,非常方便,推荐每晚睡前使用。为达到最佳治疗效果说明书建议使用卡泊三醇倍他米松凝胶后不要立即洗头,使其在头皮上保留一夜,且临床研究中并未发现卡泊三醇倍他米松凝胶在头皮上保留更长时间所导致的安全性问题。卡泊三醇软膏是近年来治疗头部银屑病非激素药物的首选,虽然起效较慢,但其不仅作用于皮肤的角质形成细胞,同时对树突细胞、L-17炎性细胞均有抑制作用,故可达到持久的疗效,因其用药初期易出现局部刺激症状,有暂时的面部刺激不良反应。一滴卡泊三醇软膏可覆盖的治疗面积为一枚邮票大小,使用时仅需少量外用,局部皮损处按摩即可。

(5) 因卡泊三醇软膏起效时间较慢,临床上目前多用复方制剂卡泊三醇倍他米松凝胶快速控制症状,皮损好转后,继而过渡为复方制剂和卡泊三醇软膏隔天使用,再逐渐减量为卡泊三醇倍他米松凝胶每周使用2次,卡泊三醇软膏每天使用,待皮损完全消退后,卡泊三醇软膏搽剂或卡泊三醇倍他米松凝胶按需使用,或卡泊三醇软膏每周规律使用2次,尽可能减少激素的使用剂量,同时减少银屑病的复发。

2. 他克莫司软膏

(1) 他克莫司是一种新型的非激素类抗炎药物,且局部应用吸收少。多仅用于暴露部位,如头面部、手背等,同时避免广泛长期使用。在用药部位可出现皮肤刺激症状,如烧灼感、瘙痒和红斑,这些反应通常发生于治疗早期,一般为轻度或中度,且持续时间短,治疗开始1周内消退。

（2）此外,在使用中要注意不能用于黏膜部位,避免与眼睛及其他黏膜接触。

（3）不能用于急性皮肤病病毒感染(单纯疱疹、水痘等)部位。

（4）推荐使用封包治疗。

（5）治疗期间,应尽量减少暴露在日光下,并避免使用紫外线灯、NB或光化学(PUVA)治疗,建议患者采取适当的日光防护措施,并穿适当衣服遮盖皮肤。

（6）如果用于非手部治疗,患者用药后应洗手。

（7）妊娠期不宜使用,哺乳期不推荐使用。

银屑病患者如何洗澡

1. 洗澡是银屑病皮肤护理中的重要组成部分,既能滋润皮肤,又能除去皮肤表面的污垢和过多的寄生微生物。银屑病患者如有条件宜每天洗澡,如果能洗某些药浴或矿泉浴则更好。有人临床发现,能坚持每日洗澡1～2次每次20～40 min的患者,和使用同样药物治疗而不洗澡的患者相比,通常能明显缩短治愈的时间。

2. 银屑病患者的洗澡以浸浴为宜,不可过度搔抓皮损,亦不可使用浴巾等用力搓擦,洗浴的程度最大应以不刺激皮损,患者不感觉疲劳,无不适为度。一般饭后不宜马上洗澡,过度疲劳和

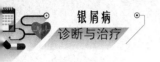

饥饿时不宜洗澡,身体虚弱时不宜洗澡。洗澡时合适的水温也很重要,水温太高(40 ℃以上)会刺激皮损,产生不利影响;水温太低(34 ℃以下)则不能较好地软化滋润皮肤皮损和促进皮肤的血液循环。一般水温应以患者稍感温或稍感烫为宜,大约在 35~39 ℃。也可根据皮损的类型选择水温,如寻常型进行期以及红皮病型、脓疱型皮损,不宜接受过强的刺激,水温应低一些;而对静止期皮损,特别是明显增厚的斑块型皮损,水温则可高一些。

3. 清洁皮肤应使用含有滋润保湿作用的沐浴露或肥皂。泛发性脓疱型和红皮病型银屑病患者还可用高锰酸钾浴或者淀粉浴。中药药浴有更多的作用点,但须中医科医生辨证施治开方。

4. 洗澡后必须立即应用滋润皮肤的油、脂等护肤品,最好在沐浴擦干后 3 min 内涂抹润肤剂。医院配的 10%~15%尿素乳膏属于生理性脂质,有很好的滋润效果和安全性。银屑病患者由于皮肤细胞角化不全,屏障功能受损,因此要特别注意保护皮肤。

5. 温泉浴是指用含有矿物质的温泉水来浸浴、擦浴及淋浴。矿泉浴的温度通常是 36~38 ℃,每次治疗约 10~20 min。温泉浴可去除鳞屑,有利于外用药物的吸收,增加紫外线的治疗作用;矿泉浴还有收敛作用,减少渗出,可清除渗出物,避免渗出液分解产物对皮肤的刺激,起到止痒、安抚的作用。还可以通过温热作用使皮肤毛细血管扩张,血流加速,改善皮肤血液循环,促进新陈代谢、降低神经的兴奋性,而有镇静效应。

6. 需要指出的是,对于进行期的患者,机体处于高度敏感状态,洗浴可由于水温的冷热刺激而使皮损加重,亦可因用力擦洗伤及表面发生同形反应,使皮损泛发加重,故应尽量避免。

银屑病患者瘙痒时如何进行皮肤护理

1. 对于有瘙痒的患者,要尽量避免使用刺激性强的外用药,及时停用可能刺激皮肤引起瘙痒的各种治疗。

2. 对于皮肤干燥、皮疹较厚者应配合治疗,给予沐浴或湿毛巾湿敷,随即给予润泽保护性的制剂,如凡士林膏、尿素乳膏等,作为基本的皮肤护理,在此基础上,再用治疗性的药物和治疗,如外用糖皮质激素等消炎软膏。切忌水溶液、酒精类制剂的外用药物。

3. 对于皮疹瘙痒较严重的患者,特别是炎症较重、影响睡眠者,应加用口服抗组胺类药物,或改变治疗方案,采用作用更强的抗银屑病治疗药物。

银屑病患者如何预防皮肤萎缩纹

1. 皮肤萎缩纹形成的原因

(1) 外用糖皮质激素引起的皮肤萎缩纹,表现与孕妇的妊娠纹、青少年的膨胀纹一样,是一种真皮弹力纤维断裂或减少而引起的萎缩。

(2) 青少年生长发育期、可能由于骨端部位的代谢生长活跃,屈侧皮肤较薄,易在腋下、股沟等部位发生。

(3) 银屑病还可能在皮肤潮湿、不通风、处于自然封闭的状

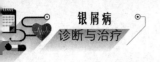

态时,药物持久停留,进而透入皮肤较多,发生萎缩纹。倘若其他部位大量使用激素,也会出现萎缩纹。糖皮质激素强大的抗炎作用伴随着皮肤萎缩的不良反应,至今还无法将这两者分离开来。

2. 皮肤萎缩纹的预防

(1) 需谨慎应用强效糖皮质激素,在皮肤薄、不通风的部位少量、短期使用激素,避免使用强效激素。

(2) 间性使用糖皮质激素,就有可能使受抑制的结缔组织得以及时恢复,避免萎缩纹产生。可采取局部联合应用维A酸及维生素D行生物类制剂治疗,这样不仅可以预防糖皮质激素引起的皮肤萎缩纹,而且有治疗银屑病的协同作用,值得推荐。

(3) 此外药学研究者也在致力于发展治疗指数高的软性激素和脂质体包裹激素的研究,以期减少其引起皮肤萎缩等不良反应。

患者如何自己观察皮肤变化

1. 患者观察银屑病的皮损,和其他皮肤病一样宜在光线明亮的地方进行,最好在自然光下,其次是日光灯。应检查全身的皮损情况。除皮肤外,还应检查毛发、指(趾)甲及黏膜有无变化。

2. 如病程较长,患者还应注意皮损形态变化,如皮损的薄厚、颜色的变化,面积有没有扩大等,在下次看病时,应把这些情况告诉医生,以便正确治疗。

(张　怡)

银屑病的预防——诱因预防篇

如何预防银屑病并减少复发

　　银屑病的治疗往往是一个长期过程,在这个过程中,医患的沟通和配合对于合理治疗和预防复发相当重要。银屑病患者要采取及时正确的治疗措施,这对于控制病情是非常关键的,即使不能达到根治的目的,但至少可以清除皮疹,减少复发的频率和程度。预防和减少银屑病复发,要做到以下几点。

　　1. **精神心理因素**　银屑病也是一种心身性疾病,心理因素在银屑病的诱发、发展及治疗中具有重要作用。多数银屑病患者常表现为焦虑、紧张、抑郁、自卑等心理,银屑病反复、迁延的特点导致部分患者对治疗失去信心,进而中断治疗,致使焦虑烦躁等心理反应进一步加重病情。心理治疗可以减轻或消除患者身体症状,改善其心理精神状态,适应家庭、社会和工作环境。

　　2. **预防感染**　有1/3的银屑病初发皮疹是在急性感染的情况下发生的。临床资料显示,成人患者中感染因素占 8.3%～28.4%,多为咽喉痛和扁桃体炎;儿童中感染作为诱因的占11.7%,其中 10 岁以下占 59.6%,以感冒居多。感染不仅是银屑病的触发因素,也是银屑病复发和加重的重要因素。所以,避免受凉、预防感冒、防止扁桃体炎等感染性疾病的发生,是防止银

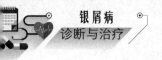

屑病复发和加重的重要措施。

3. **戒烟戒酒**　一项研究显示,由于吸烟或饮酒而诱发银屑病或使病情复发加重者约占 13.7%。研究证实,每天吸烟 15 支左右是诱发银屑病的一个危险因素,尤其对女性更是如此。吸烟对银屑病的影响发生在起病时,而饮酒对银屑病的影响发生在发病后。由于过量饮酒导致银屑病加重或复发的病例不胜枚举。

4. **保护皮肤屏障功能**　加强润肤,进行持之以恒的皮肤护理。银屑病本身存在皮肤屏障功能明显受损,在治疗过程中不正确的护理方式也会对皮肤屏障造成再次损伤,因此患者应避免采用药物或其他方式过度治疗,使皮肤屏障功能遭到进一步破坏。

5. **尽量避免物理性创伤**　因处于进行期的银屑病皮损存在同形反应,因此应避免对皮肤的搔抓、磕碰、切割、烧烫等各种损伤。

6. **正规治疗,避免不正规的治疗**　循序渐进的系统用药、外用药物及光疗,根据病情选择系统药物、外用糖皮质激素和维生素 D_3 衍生物等,并适时的调整,减少药物使用。不能盲目追求短期疗效,治病急于求成,听信各种偏方,使用不合理药物或滥用药物。

7. **保持健康生活方式**　尽可能地保持生活规律,不过度劳累,保持充足的睡眠。保持健康的饮食、运动、睡眠、卫生、排便习惯不仅对银屑病,对整个身体健康都有益,建议长期坚持。

8. **银屑病共病的预防**　应控制饮食、适当体育锻炼,定期进行体检等。

银屑病患者的饮食有哪些注意事项

银屑病患者主张食物多样化,对于保健来说,要获得身体所需要的各种营养素,必须从多种食物中获取,食物的多样化符合营养学的原则,偏食、忌口和贪食都不利于全身健康,同样也不利于银屑病的康复。事实上,许多患者曾经忌口,但并未能达到使疾病康复或预防复发的目的。

1. 由于银屑病患者表皮每日都有大量的鳞屑脱落,蛋白质丢失较多,若不及时补充,容易造成低蛋白血症,使健康受损,病情加重,所以只要不过敏,应该每日都要摄入鸡蛋、牛奶、鱼肉、瘦猪肉等动物性蛋白质,以及豆腐、豆浆及其他豆制品等植物性蛋白质。

2. 应该多吃粗粮,如全麦面、糙米、玉米、荞麦和燕麦等,因为这些粗粮中富含多种维生素、矿物质、膳食纤维。银屑病患者常伴发高脂血症,经常食用以上粗粮,还有利于降血脂。

3. 常吃碱性的新鲜蔬菜和水果,不仅为人体补充多种维生素、微量元素和矿物质,而且还可起到辅助治疗作用。如蔬菜中的西芹、丝瓜、苦瓜、冬瓜、芦笋等,水果中的苹果、梨、香蕉、橙子、大枣、山楂、西柚、胡柚等,经常食用,有利于银屑病的康复,并可减少复发。

4. 宜食用植物油,尽量不食用动物油和肥肉。植物油可补充必需脂肪酸,必需脂肪酸对维持细胞的完整、保持生物膜的正

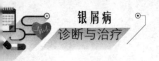

常物理特性及细胞的正常代谢起重要的作用,可快速恢复皮肤的屏障功能。动物油和肥肉中饱和脂肪酸及胆固醇含量高。如果过量会导致花生四烯酸前列腺素等炎症介质合成和分泌增多,加重银屑病炎症。

5. 银屑病患者忌喝各种酒类(包括白酒、啤酒),尤其是烈性白酒,不少患者因喝酒而使原本不重的银屑病转变为严重的红皮病型、脓疱型银屑病。患者还应忌喝浓茶、咖啡等刺激性饮料。

银屑病患者能吃海鲜吗

"发物"蛋白质,如虾、蟹、牛肉、羊肉、狗肉等。这些食物中含有大量嘌呤和饱和脂肪酸,同时也是重要的食物过敏源,易诱发过敏反应,从而诱发或加重银屑病。根据患者的亲身经历,发现食用海鲜后,有时会发病,有时不会发病,分析其中的原因,发病一方面和胃肠道是否受累有关,同时还可能与摄入量有关。另一方面和机体的基本状况有关,如是否处于免疫状态低下期等。

海鲜属于"发物",因此银屑病患者还是少吃为宜,是否忌口可结合自身当时的病症,动态分析。如果银屑病患者食用海鲜后银屑病病情加重或出现过敏反应,那么近期就应忌食海鲜。有些患者长期习惯性食用海鲜,病情也未随之加重,则可以适当食用。

银屑病患者需要严格忌口吗

　　银屑病患者既不应盲目忌口,也不能无所禁忌,应视个体差异而定,因人而异,因时而异,试验性食用后观察病情变化而定。银屑病患者对过敏食物或不耐受的食物需要忌口。在没有证据的情况下让银屑病患者忌食牛肉、羊肉、海鲜等多种食物,不仅对缓解疾病无益,还使患者的生活质量大打折扣。严重的脓疱型银屑病、红皮病型银屑病患者长期盲目忌口还可能导致低蛋白血症、营养不良。吸烟、饮酒对银屑病有明确的不良影响,要尽可能地放弃这些嗜好。总之,应该多食对银屑病病情缓解有利的膳食,尽量不食或少食可诱发加重银屑病的膳食,饮食的选择应该优化。

银屑病患者的居住环境有何要求

　　1. 保持光线充足　应保证光线充足,每天都能得到充足的日光照射。日光中的紫外线不仅具有一定的杀菌作用,可以净化空气,同时可以调节人体免疫和情绪,缓解银屑病病情。

　　2. 保证空气清新　要保证居室内空气清新,定期开窗通风,必要时可进行空气消毒,保持房间整洁,不仅可使患者心情愉悦,还能预防病毒、细菌等病原微生物感染,减少银屑病致病危

175

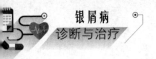
险因素。

3. 保持适宜的温湿度 应使居室内保持适宜的温度和湿度,冬季在保温的同时要注意保湿,可放置一盆清水或用加湿器,夏季如用空调不可使室温过低,可使用除湿功能,出门时注意添减衣物。

银屑病患者应保持怎样的精神状态

患者注意劳逸结合,保持良好的精神状态十分重要。众所周知,良好的精神状态是维持健康的重要因素。对银屑病来说,积极向上、乐观开朗的精神状态有利于疾病的康复;精神受到刺激,情绪的过度紧张或焦虑,常常可以诱发银屑病的发生或使病情加重。这样的事例举不胜举。二战时,日军战俘被美军关押期间,曾发现大量日本战俘都患上了银屑病,而战后释放回国后,却大多不治自愈。由此可以看出精神因素在银屑病的发病和加重中起了重要的作用。

银屑病并不可怕。尽管银屑病不能治愈,但在医生的积极治疗和患者的积极配合下,大多数银屑病患者都能够保持在一个比较好的状态下生活、学习和工作。预防感染,戒烟戒酒,保持良好的精神状态,到正规的医疗机构积极配合医生治疗是至关重要的。相信银屑病患者的人生仍然会多姿多彩,光芒四射。

运动对银屑病患者有好处吗

有研究显示有效、科学的运动可以有效地促进心身性疾病的康复。黎玉芬对银屑病患者进行慢走运动的训练结合持续的健康教育，要求患者每日慢走运动1～2次，每次1～2 h。结果证明，持续3年的慢走运动结合健康教育干预措施，能有效地消除患者焦虑、抑郁等负性心理，有利于控制银屑病复发。这可能因为适量运动不仅能提高患者肌肉强度和血液循环，改善身体各脏器功能，促进皮肤营养和代谢功能，帮助银屑病皮损修复，减轻负面情绪。另外，患者在长期的慢走运动中，与大自然及周围环境的亲近，可以养成稳定、平和、乐观的性格。同时，慢走运动过程中可充分享受太阳光浴，日光中的紫外线可以减缓银屑病皮肤基底层细胞异常增殖，还可引起表皮细胞凋亡，有助于银屑病的康复。

适合银屑病患者的运动项目很多，比如游泳、太极拳、太极剑、体操、瑜伽、跑步、步行等。银屑病的治疗"三分药，七分养"，所以要加强身体整体健康，防治结合。适当参加社会活动和体育运动，在充实丰富日常生活、增强身体素质的同时能够分散患者对疾病本身的注意力，缓解不良情绪，对疾病康复大有裨益。

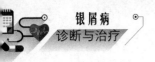
银屑病患者如何进行自我心理调节

首先银屑病患者应该正确认识及接受患有银屑病这一事实。银屑病没有传染性，不影响恋爱、结婚及组建家庭，银屑病患者没有必要自卑，造成人为的社交、心理障碍，更没有必要因担心遗传给下一代而坚持不结婚。银屑病目前还没有方法根治，但是通过正规治疗可以很好地控制病情，且多数可以达到临床治愈并减少复发，对患者的工作和生活影响很小。因此，患者一定不要听信广告宣传，盲目使用偏方，要积极到正规医院就诊，在医生帮助下，树立战胜疾病的信心。

生活中多培养自己的兴趣爱好，通过适当参加一些体育锻炼及文艺活动，如听音乐、看书报、研究琴棋书画、与亲朋好友外出旅游或参加聚会，来调节自己情绪，消除疲劳，使身心得到放松，让自己从紧张、抑郁、沮丧情绪中走出来。生活、工作中多结交朋友，遇到苦恼、不开心的事情可以多和朋友倾诉，不要压抑自己情绪，在和朋友沟通、交流中，能促使自己更积极乐观地面对生活。

（张晓磊）

银屑病的预防——共病预防篇

银屑病共患疾病主要包括哪些疾病

近年来,国内外流行病学的研究得出结论,银屑病患者除皮肤表现外尚伴发其他诸多系统疾病,主要有糖尿病、高脂血症、心血管疾病、自身免疫相关疾病、皮肤肿瘤、焦虑与抑郁等。

为什么需要重视银屑病共病

银屑病与共患疾病在临床诊疗过程中常可相互影响,了解二者之间的相互作用有益于对患者进行综合治疗和疗效评估,同时也会带来对用药策略的思考。有研究发现,治疗自身免疫相关的炎症同时可获得心血管方面的预防保护效果。对银屑病共患疾病的研究,一方面可进行早期筛查和干预,另一方面,为深入研究银屑病发病机制提供了一个可能的方向。银屑病的主要治疗方法包括传统药物治疗、生物制剂、光疗以及生活方式的调整。治疗可能引起不良反应,诱发或加重系统性疾病,但也可能同时在皮肤外的其他系统发挥治疗作用,扩大治疗效应。因此,用药选择上既需考虑对单一疾病作用的药物可能诱发或加

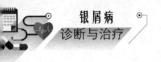

重另一疾病,也可优先选择对两种疾病同时作用的药物以优化用药方案。

银屑病遇上共病该如何合理用药呢

1. 银屑病与心血管疾病

轻度银屑病因局部用药,多数患者的不良反应局限且症状较轻微,不足以造成机体炎症状态的改变;中重度银屑病因系统用药,对伴发的心血管疾病的影响更为明显。系统用药包括传统药物及生物制剂,其对心血管疾病的影响表现在既可能改善心血管疾病的预后,也可能带来其他的心血管并发症。

环孢素有心血管方面的不良反应,使用环孢素的老年人和高血压患者发生肾损害和高血压的概率增加,因此,顽固性高血压患者禁用。西班牙指南指出,甲氨蝶呤与生物制剂依那西普联用时有协同效应,机制可能为通过减少机体对生物制剂产生的抗体以抵消机体对生物制剂的应答失效。生物制剂有改善银屑病患者共患冠心病预后的作用,与甲氨蝶呤相比,TNF-α 受体拮抗剂的心血管事件发生率显著减少,并且与这两组比较,TNF-α 受体拮抗剂心肌梗死的发生率也较少。但同时 TNF-α 受体阻滞剂有致体重增加的风险,体质指数与银屑病的严重程度直接相关。TNF-α 受体阻滞剂在超常规剂量应用时对心脏有靶位相关不良反应,禁用于Ⅲ、Ⅳ级心衰患者,对于Ⅰ、Ⅱ级心衰患者应用之前需权衡受益与风险,因其有加重患者心力衰竭的不良反应。冠心病的用药亦可以影响银屑病的治疗,部分药物可以诱发或加重银屑病,如β肾上腺素受体阻断剂治疗后,无银屑病家族史的患者可诱发银屑病,有银屑病家族史的患者可加重银屑病的发展。钙通道阻滞剂、血管紧张素转换酶抑制剂、氯吡格雷也均有诱发及加重银屑病皮损的报道。他汀类对银屑病作用尚存在争议,有研究认为,他汀类可以通过改善全身炎症状态以改善银屑病病情,但也有研究发现,在部分患者中使用他汀类药物可能加重银屑病的病情

2. 银屑病与糖尿病

在糖尿病患者中银屑病的累计发病率是 70.2/10 万人·年,而非糖尿病患者中银屑病的累计发病率为 42.3/10 万人·年。治疗方面,糖尿病患者长期规律应用胰岛素可增加其发生银屑病的风险,应用噻唑烷二酮类治疗的患者发生银屑病的风险则相对减少。已有研究表明,噻唑烷二酮类具有抗炎、抗增殖和免疫调节的活性,在体外有抑制角质形成细胞生长的作用,临床试验表明,对银屑病有确切的疗效。应用二甲双胍治疗的患者发生银屑病的风险则相对减小,但甲氨蝶呤和二甲双胍联合用药可增加银屑病患者使用甲氨蝶呤的安全性风险。甲氨蝶呤、环孢素对糖耐量和胰岛素用量有影响,最好避免用于合并糖尿病的患者。应用阿维 A 的糖尿病患者可能造成体内糖代谢的紊乱。TNF-α 拮抗剂能够改善胰岛素抵抗,提高糖尿病患者对胰岛素的敏感性。

3. 银屑病与高脂血症及肥胖

环孢素和阿维 A 有升高血脂的不良反应,在合并脂质代谢异常的患者中需谨慎使用,并监测血脂指标及血药浓度,对脂肪

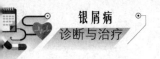
性肝炎的患者应禁用。银屑病患者中不良生活方式很常见,肥胖尤其是腹型肥胖的患者体内通过脂肪组织分泌脂肪因子和炎性因子处于慢性炎症状态,二者相互作用,肥胖既可是银屑病发病的基础,也可因银屑病发病而加重这一慢性炎症状态。肥胖患者中部分存在非乙醇性脂肪肝,从而使系统用药经肝代谢的风险增加,同时因为超重增加了生物制剂治疗的经济成本。有文献报道生物制剂的疗效在通过饮食控制减轻体重的银屑病患者中得到明显改善,病理性肥胖的银屑病患者在行减肥手术后40%的患者皮损得到改善。因而建议患者进行有效的饮食控制以减轻体重、减少炎症负担十分必要。

4. 银屑病与肿瘤

治疗方面,研究报道的银屑病合并鳞状细胞癌多与光化学疗法照射、环孢素、甲氨蝶呤有关。另外,紫外线照射、煤焦油制剂也可能是银屑病患者皮肤肿瘤相关的致癌因素。尽管生物制剂的有效性和安全性受到认可,然而使用生物制剂的银屑病患者发生非黑素瘤皮肤癌的风险升高。目前这一结果不能排除既往系统用药、光疗等治疗的影响,有研究将接受 TNF-α 抑制剂治疗的银屑病患者与类风湿关节炎患者做对比,发现银屑病患者相比类风湿关节炎患者患非黑素瘤皮肤癌的风险明显升高,认为可用疾病本身及既往治疗来解释这一风险差异。有报道显示,应用 TNF 抑制剂治疗并不会发生实体肿瘤,但临床上发生淋巴组织增生性恶性肿瘤的危险性增加,尤其是非霍奇金淋巴瘤,在治疗类风湿关节炎患者中发生率较正常人群的危险增加。临床医生需意识到生物制剂的潜在风险,对患者实施定期随访和体检。

临床上该如何着重预防银屑病共病的发生

预防主要原则为制订一级和二级预防策略。一级预防针对风险群体、健康个体和无疾病症状的人群,这些群体可以受益于健康促进行为。二级预防始于疾病早期阶段,可用于早期发现疾病或阻止疾病进展。在这个阶段,病理过程已经开始,累及的个体通常没有明显的疾病症状。

皮肤科医生认识银屑病共患疾病的意义首先在于早发现、早诊断,并及时转诊至相应的内科进行治疗。其次,银屑病患者定期的随访监测非常重要,尤其是对发病年纪轻的人群和系统用药治疗的患者来说,更需定期监测肝肾功能、血压、血糖、血脂等指标。2015 年德国皮肤科医生指南推荐,对存在≥2 个心血管危险因素的银屑病患者,建议启动降压治疗的起始血压为 130/90 mmHg,并给患者推荐健康饮食、控制烟酒和适当锻炼。在轻型银屑病患者即使血压、血脂控制尚可,或糖尿病得到治疗,仍需进行至少每年 1 次的随访检查,在接受系统治疗的银屑病患者随访应缩短至每 6 个月 1 次,进行系统阿维 A 治疗的患者至少 2 个月应随诊监测血脂指标。在临床中,对银屑病患者治疗过程中的诊断、治疗、随访、预防多个环节都需要顾及共患疾病的影响,银屑病涉及多个系统疾病的机制尚待深入研究。

银屑病患者的饮食原则

银屑病患者该如何调整自己的饮食清单

银屑病患者经常听到的一句话是:注意清淡饮食,忌食辛辣和饮酒。清淡饮食也要注意饮食的均衡性和营养多样性。那么银屑病患者在生活中该怎样搭配食物呢?

1. 荤素搭配。建议全天菜肴的荤素比例大致为 1∶4。银屑病患者每天应吃 300~500 g 蔬菜和 120~250 g 动物性食物,包括 50~75 g 牲畜和禽肉以及 25~50 g 鸡蛋。例如,用餐 4 道菜,安排荤菜、豆腐和两道素食菜肴。吃饭时,最好吃一口肉,然后吃三道素食。

2. 适量进食粗粮。主食中,粗粮须占 1/4 至 1/3,或者每周两次粗粮。因粗粮中含有较多的膳食纤维,对慢性病如肥胖、高血压和心脏病有一定的预防作用。红薯和玉米等可以适量替代一些食物。

3. 调料多样化。做菜时可充分利用丰富多样的调味料,不仅可以增加食欲,还可以减少油和盐的摄入。例如,使用醋、番茄、柠檬汁,或使用特殊的香味食物,如欧芹、香菜、蘑菇和洋葱。

4. 少油。每日摄入的食用油为 25~30 g,应尽可能避免油炸,或一周不超过 3 次,且最好在中午吃油炸类食物。在日常烹饪过程中,油温应控制在 150~180 ℃。油温超过 200 ℃,可能会产生丙烯酸、苯、甲醛和巴豆醛等有害物质。

5. 选择喝汤时,建议喝蘑菇汤、冬瓜汤等蔬菜汤。这种汤比肉汤更容易消化。如果你在汤中加入更多新鲜蔬菜,它将有助于补钾并帮助身体代谢钠。餐前可适量食用蔬菜沙拉,因为沙拉酱可在很大程度上保留蔬菜中的维生素和矿物质,以及各种活跃的保健因素。

银屑病患者生活中该避免和补充哪类食物

1. 戒烟戒酒,远离高尿酸食物

吸烟是银屑病发病的重要危险因素,而且对全身健康影响较大。酒类的主要成分是乙醇,乙醇的摄入与银屑病的慢性化、严重程度及治疗失败有密切关系,每天饮酒大于 80 g 的患者治疗效果差,吸烟和饮酒也是心血管疾病的高危因素。银屑病患者应尽量不抽烟、少饮酒,逐步戒掉烟酒。银屑病患者由于细胞代谢加快,容易产生高尿酸血症,并发痛风。因此,应避免进食高尿酸食物,如酒类、海鲜、果糖饮料等。

2. 低热量饮食

银屑病患者宜选择低热量饮食,多选择优质蛋白质、绿叶蔬菜、水果,控制碳水化合物(米、面等主食)摄取量。不吃煎炸、油腻等高糖、高脂肪食物及含糖饮料,把体重控制到正常水平。高糖、高脂肪食物不仅不利于保持身材,还会诱发高血压、糖尿病

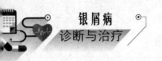

等和代谢综合征有关的疾病。肥胖会导致身体分泌的瘦素减少,炎症因子增多,会诱发及加重银屑病,对银屑病的治疗抵抗,效果差。

3. 充足蛋白质,尽量远离红肉

银屑病患者往往有大量的皮屑脱落,造成机体蛋白质的大量丢失。如果蛋白质补充不足,会引起低蛋白血症,皮肤水肿,皮疹恢复缓慢,因此补充充足的蛋白质非常重要,可优先选择蛋、豆制品、奶、鱼、鸡鸭肉等白肉类食物,研究表明,牛羊肉等红肉类食物容易导致花生四烯酸等炎症因子的增加,加重银屑病的炎症反应,因此建议少吃红肉。

4. 果蔬粗纤维,维生素 A、D 不可少

银屑病患者的表皮代谢很快,表皮不断脱落,细胞代谢增加,需要大量维生素和微量元素。可以每天进食燕麦片等各种粗纤维食物,多吃绿叶蔬菜、水果、坚果、黑木耳等食物。维生素 A、D 类对表皮细胞的增生有调节作用,可以额外补充维生素 A、D。

5. 多吃鱼,补充鱼油

多项研究发现,银屑病患者应多吃鱼类,特别是海鱼。鱼油富含 DHA 和维生素 A、D,有利于银屑病皮疹的消退。而且鱼类的蛋白质丰富,对于银屑病患者来说,鱼类不是禁忌,还应该多吃鱼,同时可以额外补充鱼油。

（张　莹）

健康中国·家有名医丛书
总书目

第一辑

第二辑